1週間で体が変わる「温め美人」生活

石原新菜

JN224111

三笠書房

はじめに

女性に「冷え」は大敵！
「温める生活」で、私たちはもっと美しく、元気になれます

美しく健康であるためには、「温める」ことが大切。「温める」だけで、ダイエットから肌のトラブル、肩こり、腰痛やアレルギー、生理の悩みや不妊など、いろいろなことが解消されます。

「温める」だけでそんな効果があるの？

と信じられないかもしれません。私自身もかつてそうでした。
温め健康法の第一人者である父（石原結實《ゆうみ》／イシハラクリニック院長）から、温めることの大切さをずっといわれ続けてきたにもかかわらず、20代前半までの私はそのことに気をとめず、医学生や研修医のハードな生活の中で不調や肌のト

ラブルを起こすなど、よく体調を崩していました。

その後、結婚、出産を経験していく中で、女性にとっていかに「冷え」が恐いか、「温める」ことが大切かをさらに強く実感してきたのです。

女性は男性に比べて、とくに意識して「温める」ことが大切です。

なぜなら、体の中で一番の「発熱器官」となる筋肉が少ないので、ただでさえ冷えやすいから。男性の「冷え性」の悩みが少ないのもこれが原因です。

加えて、いまの生活は冷えやすい女性にとって大敵なことばかり。

ちょっと難しくなりますが、忙しい毎日で緊張状態が続くと、血管が収縮するために血流が悪くなり、より冷えを招きやすくなります。

また、女性が大好きなスイーツやフルーツ、ストレス発散のためのビールなど、食べたり飲んだりすると体を冷やすものがたくさん。

まだまだあります。少しでも細く見せたいための補整下着や足を締めつけるストッキングなど、スタイリッシュなファッションも体を冷やしています。

そんな環境だからこそ、これからご紹介するショウガ紅茶を飲んだり、ちょっとした運動や効率のいい入浴をしたり、腹巻きをするなど、できることから始めて体を温めていただきたいのです。

「温めると、体内の血流がよくなり、肌がキレイになる」
「温めると、新陳代謝がよくなり、太らない体になる」
「温めると、子宮や卵巣が元気になり、婦人科系の悩みがなくなる」
「温めると、気のめぐりがよくなり、晴れやかな気分でやる気が湧いてくる」

このように、「温める」だけで、体だけでなく、身のまわりに次々と〝いいこと〟が起こります。

本書は、エフエム西東京で好評をいただいているレギュラー番組『石原新菜の温め美人レディースクリニック』でお話ししたことをもとに、女性のための美容と健康に大事なことを中心にまとめました。

毎日いろいろなことに頑張っている忙しい私たち。この本で、体も心もほっこりと温かくなって、より美しく輝きましょう！

○もくじ

Part 1 「太らない女」は温めている

——「脂肪の燃えやすい体」をつくる一番の近道

Part 2

「美肌・美顔・美髪」をつくるカンタン習慣

――1週間、続けるだけで見違える！

Part 3

「女の悩み」は、ぜんぶ温めて解決!

――「疲れない、落ち込まない、くすまない」女になる

Part 4
生理・セックス・妊娠——みんな温めれば大丈夫
——「女性ホルモン」がきちんとめぐる体をつくる

Part 5 気持ちよくキレイになる「温め美人」生活
――〈いい運動、いい入浴、いい睡眠〉のポイント

編集協力――大政智子／本文イラスト――高橋カオリ

Part 1

「太らない女」は温めている

――「脂肪の燃えやすい体」をつくる一番の近道

「食べていない」のに太る――その原因は？

「こんなに頑張っているのに、どうして体重が減らないのだろう……」

ダイエットしてもなかなかやせられないと嘆《なげ》く人がいますが、うまくいかないのは「体の冷え」が原因です。

「冷え」を解消すれば、ダイエットも着実に効果を上げられるばかりか、リバウンド知らずの太りにくい体に変わります。

筋肉質の男性は、たくさん食べてもそれほど太りません。

どれだけ食べても、そのぶん、ちゃんとカロリーは消費され、脂肪が燃えているからです。筋肉がたくさんついている人は体温が高く、代謝も盛んに行なわれています。

これと反対に、体が冷えている女性は低体温で代謝が落ちています。

「低体温＝低代謝」という状態なので、せっかく少食にしたのに、そのぶんも消化できなくなっているのです。

ちょっとお勉強になりますが、何もしないで横になっている状態でも消費されるカロリーのことを「基礎代謝」といいます。運動していない状態でも、心臓を動かしたり、肺を動かして呼吸したりするために必要とされている最低限のエネルギーです。

体温が1℃上がると、この基礎代謝は約12％上がります。逆に、体温が1℃下がると基礎代謝は約12％落ちます。

体温が35・5℃の人と、36・5℃の人、1℃違うとこれだけ大きく基礎代謝が違います。

つまり、やせやすさに差が出てくるのです。

もしあなたの体温が1℃下がると、それまでと同じような食事を摂って、同じような生活をしても、代謝が12％落ちているために、体重50kgの人であれば56kgくらいまでは増えてしまう計算です。

ちょっと怖ろしくありませんか。

冷え性の女性は、体温が低い状態のままなので、「食べるのを我慢してもなかなかやせない」というつらい状態に陥ってしまっているのです。

基礎代謝を上げて効率よくダイエットするためには、食事でも運動でも、とにかく体を温めることを心がけましょう。

そうすると**同じだけ運動をして、同じ量を食べても、体内でエネルギーがどんどん燃えて、やせやすくなる**のです。

〝摂取カロリー〟を気にするより大切なこと

あなたの平熱は何度ですか。

いま、平熱が35℃台の人が増えています。体温が1℃下がると、免疫力が約30%落ちるといわれています。平熱が36・5℃ある人に比べて、35・5℃しかない人は、それだけで風邪をひきやすいなど、病気になりやすかったりします。

現代人の体温が下がってきたもっとも大きな原因は運動不足ですが、食事も大きく関係しています。

女性に冷え性が多いのも、食べ物が影響しているといえるでしょう。

ケーキやパン、パスタにサラダ、フルーツ、アイスクリーム――こうした女性が好きな食べ物は、体を冷やすものが多いのです。

漢方医学では、食べ物には、体を冷やす「陰性食品」と体を温める「陽性食品」があると考えます（204ページ参照）。

食事のときはカロリーを気にしがちですが、**体の中からの美しさを手に入れるには、陽性食品なのか陰性食品なのかが大切**です。先ほどあげた女性が好む食べ物は陰性食品が多く、そのために食事で体を冷やしてしまっているのです。

陰性食品と陽性食品を見分けるもっとも簡単な方法は、食べ物の「色」。

青・白・緑など寒色系の色をした食べ物は陰性食品、赤・橙など暖色系の食べ物は陽性食品になります。

低体温の人は、まずは色の濃いものを選ぶようにすることです。

たとえば、同じ乳製品でも白い牛乳は陰性で体を冷やしますが、クリーム色のチーズは陽性のため体を温めます。

同様に、白米よりも玄米、緑茶よりも紅茶、うどんよりもソバ、白ワインよりも赤ワイン、白砂糖よりも黒砂糖を摂るようにすれば、体は温まってきます。

ただし、例外もあり、コーヒー、カレー、トマトなどは色が濃くても陰性食品です。

体が冷えやすい冬の季節は、積極的に陽性食品を摂るようにしましょう。

「何をどのくらい」食べたらキレイにやせるのか

ケーキ、パスタ、パン、フルーツ……。一般的に女性が大好きな食べ物ですが、最近話題の糖質制限ダイエットでは、これらが食べられなくなってしまいます。

血糖値を下げる必要があるために、1カ月程度などと期限を決めて行なうのであればまだ問題ありません。ですが、**極端な糖質制限ダイエットを続けることは、そもそも私たちの体に合った食事ではありません。**

「歯は胃腸の鏡」といわれます。たとえば、肉食動物は肉食に適した歯をしています。

ヒトの歯は32本ありますが、そのうちの20本は臼歯《きゅうし》という穀物をすりつぶすための歯です。つまり、62・5％が穀物を食べるのに適した歯をしています。32本のうちの8本、25％は野菜や果物を食べるのに適した門歯《もんし》で、残り4本が肉や魚を引き裂くための犬歯《けんし》で、歯全体の12・5％になります。

私たちの体に合った食事は、この割合に合わせて食べ物を選ぶことが基本です。炭水化物を極端に抜く糖質制限ダイエットは、主食を減らし、肉や魚などのタンパク質を積極的に摂るために、肉の摂取量が増えます。ところが、私たちは肉食に適した歯をしていないので、胃腸に負担がかかります。

肉を消化することは、体にとってじつはすごく大変な作業です。肉食に偏った食生活をずっと続けていると、肝臓、すい臓、胃に負担がかかり病気につながりかねません。その代表がガンです。

内臓に負担をかけずにダイエットを続けるためには、歯に合った食事で量を減らしましょう。

たとえば、朝はニンジン・リンゴジュース（143ページ参照）、昼は軽めのソバ、夜は歯に合った割合の穀類、野菜・果物、肉をバランスよく、ちょっと少なめにすれば、ムリなく体重が減っていくでしょう。

自分の体に合う食事をすることが、健康的に美しくやせるためのポイントなのです。

体重が同じでも「細く締まって見える」体になる

頑張ってダイエットをして体重が減っても、やせて見えないのは悲しいですね。同じ体重でも筋肉がある人と筋肉がない人では、筋肉がある人のほうが引き締まるぶん、やせて見えます。

筋肉は熱をつくるところで、体温の約４割は筋肉でつくられています。筋肉が増えるとそれだけ基礎代謝が上がり、どんどんやせやすい体になっていきます。つまり、**適度に筋肉のある人は、やせやすい**のです。

では筋肉の少ない女性はどうしたらいいでしょうか。急に激しい筋トレができるわけでもありません。おすすめは、下半身のトレーニングです。

体の筋肉の約７割は下半身についているため、ここを集中的にトレーニングすると、効率よく筋肉を増やせます。

ウォーキング、ジョギング、スクワット、もも上げ運動（その場で片足ずつ膝《ひざ》を腰骨くらいまで上げる運動）などを習慣的に行なうと、体温アップ、基礎代謝アップに効果的です。

これらは週2回くらいでも大丈夫です。1日集中して頑張ったら、翌日は休むというように、メリハリをつけたほうが筋肉は増えていきます。

最初は少しつらいかな、という程度にとどめ、徐々に負荷をかけるといいでしょう。負荷をかけるもっとも手軽な方法は、回数を増やすこと。

ほかに、軽いダンベルなどを持って行なうと適度な負荷がかかります。

私はスクワットのときに2リットル入りのペットボトルを胸に抱えたり、500ミリリットル入りのペットボトルを両脇に抱えたりして行なっています。

もし、手元にないときでも、腰を下まで落とさずに半分くらいで止めるとかなり負荷がかかり、ふつうに行なうよりも筋肉がつきやすくなります。

わざわざ筋トレの時間をとれないときでも、歯磨きやドライヤーで髪を乾かしているときなど、「ながら時間」をうまく活用してみてください。

簡単に体温UP！「スクワット」のやり方

1

背筋を伸ばして、
両足を肩幅に広げて立つ。
両手を組み、頭の後ろに

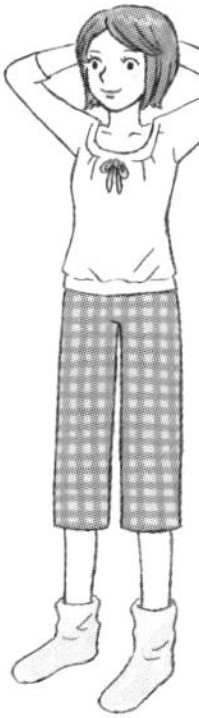

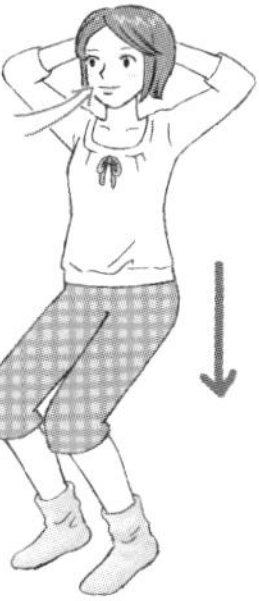

2

息を吸いながら、
おしりを突き出すように、
両膝を曲げる

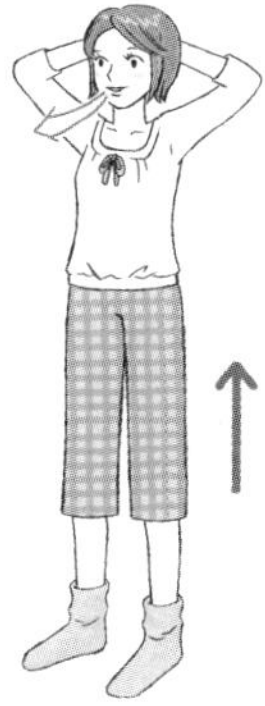

3

息を吐きながら、
両膝を伸ばす

食事前の「ちょこっと運動」で食欲は抑えられる

私はほぼ毎朝ジョギングをしているのですが、ジョギングをしてからクリニックに来るため、あまりおなかが空きません。少し黒砂糖や煎餅《せんべい》をつまんだりはしますが、夜まで食事を摂らなくても大丈夫です。

逆に、ジョギングをしなかった日は、お昼すぎくらいからおなかが空いて仕方がありません。

また、家で体を動かさずダラダラしている休みのときのほうが、おなかが空いて、いつも以上に食べてしまいます。

体を動かすとそのぶん、おなかが空くと思いますが、不思議なことに、運動をすると、かえって食欲は起こりにくくなるのです。

これは、自律神経の影響によります。

基本的に、運動しているときに優位になる交感神経は、戦いに備える神経なので体は緊張状態になり、おなかが空きません。リラックスして副交感神経が優位になると、緊張から解放され、何か食べたくなるのです。

もし可能なら、夕方に運動してから夕食を食べるようにすると、食欲が抑えられ、食べすぎ予防、ダイエットに効果的でしょう。

とはいえ、ジョギングやウォーキングをやろうと思っても、なかなか時間はとれません。

すきま時間でできる、軽いスクワット（23ページ参照）やストレッチでも十分なので、なるべく夕食前に体を動かしたいものです。

ちょっとした心がけで体を動かすことによって、カロリーを消費できる上に、食欲も抑えられます。夕方の「ちょこっと運動」は、ダイエットを望む女性のうれしい味方です。

〝なんとなく不調〟には「冷え取り」&「水抜き」

疲れやすい、体がだるい、気分がすっきりしない……。

そんな体調がイマイチという中で、日々頑張っている女性がたくさんいます。

彼女たちはいよいよ我慢しきれずに病院に行ってみても、「慢性疲労症候群」や「自律神経失調症」と、西洋医学的には「原因がよくわからない」ことを示す診断しか受けられず、根本的な解決につながりません。

ところが、これらのつらい症状を漢方医学では、ズバリ「水毒《すいどく》」という診断を下します。そうなる原因は、「冷え」と「水」なのが明らかだからです。

これには私たちのライフスタイルが影響しています。

日中はずっとパソコンの前に座ってほとんど体を動かすこともない。美容と健康のために水をたくさん飲んだり、サラダやフルーツなど体を冷やす「陰性食品」を食べる……。

こんな毎日の生活そのものが体を冷やし、余分な水分を体にためてしまいます。体が冷える↓血流が悪くなって代謝が下がる↓排せつが悪くなる↓体内に水分がたまる↓たまった水分でさらに体が冷える、という悪循環に陥っているのです。また、冷えが恐いのは、心にも悪影響を及ぼすこと。気分が冴《さ》えない原因です。冷え性の人はうつ病になりやすいとさえいわれています（35ページ参照）。

こんな「水毒」の症状をスッキリ根本から治すには、体を温めて、水分の代謝を改善すること。それで体も心も元気になれるのです。とはいえ、調子がすぐれないときは、何をするにもおっくうなものです。午前中は気温が低く体温も上がらないので、だるさが抜けません。

午後になって体温が上がり、少し体が動かせるようになったときがチャンスです。軽くストレッチをする、街を少し歩く、家であればお風呂に入ってみるなどして、温めるようにします。少しずつ症状が改善されていくでしょう。

水分を摂るときは、体を温める上に水分の代謝をよくする、ショウガ入りの味噌汁や、ショウガ紅茶（33ページ参照）などがおすすめです。

「1日に水2リットル」で〝スラリ美女〟になれる?

みずみずしい美しさをつくるためには、水をたくさん飲むといいと思っている人が多くいます。

これは大きな間違いです。

1日に水は2リットル飲まなければいけない、起きたときや寝る前にはコップ1杯の水を摂らなければならない……などとする説もありますが、そんなことはありません。

私たちの体には、体内の水分量を一定に保つ「恒常性」というメカニズムが備わっています。

水をたくさん飲んだとしても、余分なぶんは排せつされてしまうので、体の細胞や血液中に水が増えるわけではありません。

だから、**体内の細胞からみずみずしく美しくなるためには、適度な水分を摂れば十分**なのです。

ところが、この「適度な水分」がクセ者で、摂りすぎても、不足しても体にはよくありません。

よく「どれだけ水を飲んだらいいですか?」と聞かれますが、人それぞれです。汗をたくさんかく人は多めに摂ったほうがいいですし、汗をあまりかかない人が過剰に水分を摂ると体が冷えてしまいます。

また、その人の体温によっても、水分の代謝は違ってきます。

体温、外気温、湿度、運動したかどうか、汗をかいたかどうか、しっかり寝ているかどうか、どのような食事を摂っているかなどで、同じ人でも必要とする水分量は日々変わります。

水分の上手な摂り方のポイントは、体が求めるままに、ノドが渇いたと感じたときに飲みたいぶんだけ飲むこと。本来、自分の体に必要な水分は、自分の体がよくわかっているのですから。

それが最近は「1日にこれだけ飲まなければいけない」とか、「モデルのAさんは毎日これだけ飲んでいる」などと、自分のことをそっちのけにした考え方が広まっています。その結果、必要以上の水分を摂って、体内に余分な水がたまる原因になっています。

考えてもみてください。

私たちは同じことをくり返す機械ではないし、自分と他人とは行動も体質も異なるのです。クルマにガソリンを入れるように、いつも同じだけ水を補給するのはおかしいと思いませんか。

ノドが渇いていなかったら無理に飲む必要はありません。

ノドが渇いてからだと手遅れという意見もありますが、水分の摂取量が減ったら尿として出る量も少なくなります。それで体は、しっかりバランスをとっています。ノドが渇いてから飲んでも、十分に間に合います。

飲むのはノドが渇いたぶんだけ——これが本来の理想的な水分摂取法です。

ショウガ紅茶で〝水太り体質〟にさよなら

水分摂取は本能にまかせて、ノドが渇いたぶんだけ飲むといいとお話ししましたが、もしあなたが飲んでも飲んでもノドが渇くのであれば要注意です。

それは、「水の偏在《へんざい》」に陥っているからです。

漢方医学でさまざまな病気を招く原因とされ、体内に余分な水分がたまっている「水毒」(26ページ参照)症状の1つである「水の偏在」。これは、体内に水分はあるけれど、ほとんどの水分が胃腸に集まってしまっていてその他の必要なところに届いていない状態です。

そのため、本能的に体は渇きを覚え、「もっと水を飲みたい」という欲求が起こってきます。

体がうまく水分を吸収できていないので、いくら水分を摂っても、ノドが渇いているサインが止まらないのです。

こんなときには、水分を摂るのをできるだけ控え、お風呂に入ったり、運動をしたりして体を温かくし、水分を運ぶ血液の流れをよくしましょう。

飲んでも飲んでもノドが渇くのは、いうならば「ウソのノドの渇き」です。熱いものを飲んでみるとわかります。本物のノドの渇きであれば、たとえ熱いものでも飲みたいはずだからです。

また、熱いお茶などはゆっくり飲まないといけないため、必要以上に飲みすぎません。

とはいえ、暑い夏や運動したあとは、ノドごしのいい冷たいものを飲みたくなります。

そんなときは、コップ1杯ほどの冷たいものだけをまず摂って、少し間をあけてから、それでもノドが渇くのであれば、熱いものを摂るようにするとよいでしょう。

私が、**余分な水がたまらない水分摂取の方法としておすすめしているのが、シヨウガ紅茶**です。紅茶には利尿作用があるので、もし飲みすぎたとしても余分な

みずみずしい体になる「ショウガ紅茶」レシピ

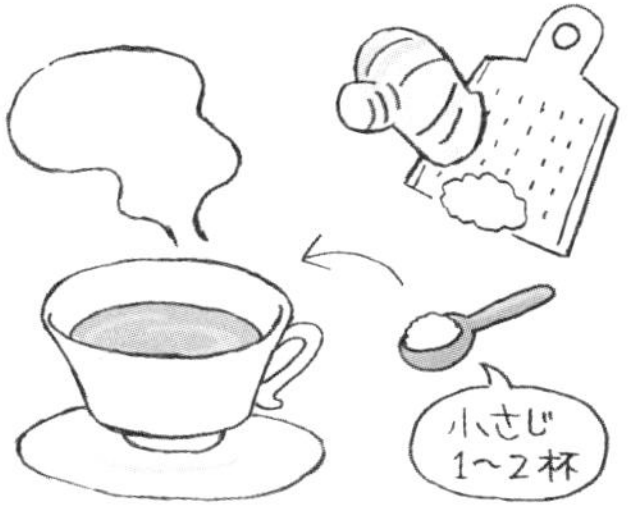

1

熱い紅茶に、すりおろしたショウガを
小さじ1〜2杯ほど入れる

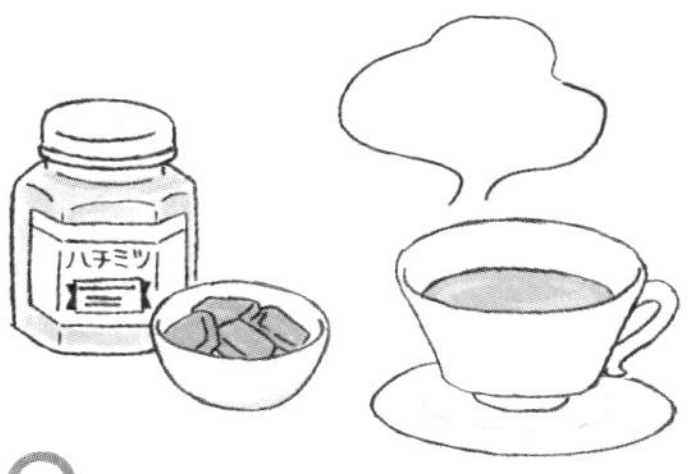

2

好みで、黒砂糖やハチミツを加える

水分は尿として排出されます。

ノドの渇きがおさまらないときには、熱いショウガ紅茶を飲み、入浴やウォーキングなどの運動で体を温め、体内の血液循環をよくしましょう。

それで「水の偏在」は解消され、体の中の必要なところに水分が行きわたるようになります。

イライラ、うつ気分も「温めて」解決！

なんだかやる気が出ない、ちょっとしたことでイライラしてしまう、いったん凹《へこ》むとなかなか立ち直れない……。

こんな軽い「プチうつ」と呼ばれる症状が、若い女性にも増えています。

西洋医学では、うつ病は心の病であり、脳のセロトニン分泌量が足りないとか、脳の神経伝達物質のバランスが崩れることが原因など、いろいろな説明をされます。

漢方医学では、うつは冷えの病とシンプルに考えられていて、冷え性や虚弱体質の人がなりやすいとされています。

実際、うつが多いのは、冬の時期、寒い地域、日照時間の短い国、低体温の人なので、この面からも冷えが原因と考えていいでしょう。

うつにはいろいろな症状がありますが、多いのは「梅核気《ばいかくき》」という梅干しの種がノドにひっかかったような感じです。

ノドがつまった感じがする、うまく息が深く吸えないというのが、うつの最初のサインです。職場や人前でやたらとセキ払いをする人は、ストレスがかかっているからです。

そうなったときは「気の流れ」が悪くなっていて、気がノドや食道に引っかかっているのだと考えます。食べ物をうまく飲み込めないのでノドの異変を疑いますが、内視鏡で観察してもなんの異常もないことがほとんどです。

冷えていると気が滞りやすいので、まずは体温を上げることが大事です。お風呂にゆっくり入ったり、岩盤浴《がんばんよく》やサウナなどで体を温めたりすると、気の流れがよくなり、気分もよくなります。

しっかり体温を上げる生活を送っていると、気分が明るく、元気になっていきます。

また、水分の摂りすぎは冷えを招くので、水分の摂取量を減らして体を温め、余分な水分の排出をうながすショウガ紅茶（33ページ参照）を摂るようにしましょう。あとはシソの葉を乾燥させてつくるシソの葉茶もおすすめです。ショウガとシソは気の流れをスムーズにする野菜です。

ふだんの食事でもショウガとシソを摂るようにすれば、さらに精神的に元気が出てきます。

漢方薬では、ショウガとシソが入った「半夏《はんげ》厚朴湯《こうぼくとう》」がおすすめです。

もし、うつ病で通院しながら西洋医学の薬を飲んでいて、症状が改善されてきたら、主治医に「薬の量を減らしてください」とお願いしてみるのも1つの方法です。

薬に頼っていると、いつまでもうつ状態から抜け出せなくなります。薬の量は体調を見ながら、徐々に減らしていくことをおすすめします。

服薬している薬の量は、自分から申告しないとなかなか減りません。もし、減らすように提案してくれる主治医なら、いい医師だと思います。

まずは**体を温めて、うつな気分をすっきりさせていく**ことが、悩み解決の第一歩です。

温め美人は自分の「体質」を知っている

声が大きい人と声が小さい人。大きな字を書く人と小さな字を書く人。

健康や美容となんの関係があるのだろうと思うかもしれませんが、漢方医学では、声が小さく、字が小さい人は、虚弱体質や「陰性体質」であると考えられています。これは生まれつきの性質なので簡単には変えられません。

ただし、**もともと冷える「陰性体質」を持っている人でも、冷え性にならないために工夫することはできます。**

冷えが進んで、下痢や便秘、めまい、耳鳴り、尿が近い、膀胱炎《ぼうこうえん》、生理痛・生理不順、むくみやすいなどの症状が出てきた状態が、冷え性です。

「陰性体質」の人は、もともと備わっているエネルギーが少ないため、血圧が低い、体温が低いなど、全体的に弱い状態にあります。そのため声が小さく、文字も小さくなるのです。

　こうしたタイプは、若くても白髪になりやすく、夏でも温かい食べ物、飲み物を好みます。手足が冷えやすく、食が細く、胃腸が弱いので、たくさん食べられません。虚弱体質の人が多く、体の不調を起こしやすくなっています。

　ただし、悪いことばかりではありません。体調の変化に気がつきやすく、すぐに病院を受診したり、健康に気を使うようになります。ですから、長い目で見ると、いろいろ不調がありながらも、意外に長生きできる人が多いのです。

　逆に、「陽性体質」の人は体温が高めで丈夫なのですが、大食漢《たいしょくかん》でムリができたりして、気がつかないうちに病気が進行し、あるときいきなり大きな病気になったり、極端な例になると突然死に至ったりすることもあるのです。

　この中間の体質（間性体質）の人もいます。

　みながみな3つのタイプにくっきり分けられるわけではありませんが、そのように分かれていることが多いのです。

　1つの目安と考え、自分の体質にあった生活を心がけていくことが、あなたの美しさと健康につながります。

自宅でできる「蒸しショウガ」美容法

最近、蒸したショウガの美容&健康効果が注目されています。**生のショウガの10倍の効能がある**といわれるほどです。

もともと、漢方にはショウガを乾燥させたもの（生姜《しょうきょう》）と、蒸して乾かしたもの（乾姜《かんきょう》）があり、乾姜のほうが温まる効果が高いことは、何千年も前からわかっていました。ショウガオールという成分が増えるからです。

このショウガオールには血管を拡張させて、血流をよくする作用があります。ショウガオールは乾燥させることでも増えますが、蒸して乾燥させたほうが、さらに増えることがわかっています。

漢方では冷えが強くて体力がない人への処方には、必ず乾姜が入っています。

この乾姜は自宅でつくることができます。つくり方はとても簡単です。皮つき

食べる美容効果！「蒸しショウガ」のつくり方

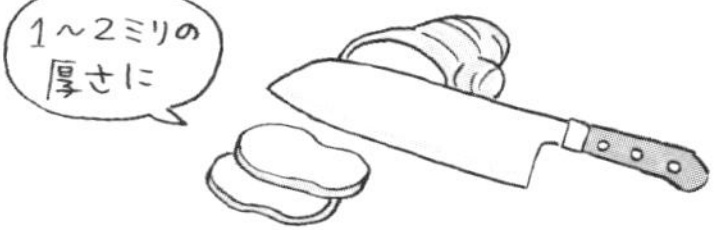

1

皮つきのショウガを洗い、
Ⅰ～2ミリくらいの厚さにスライス

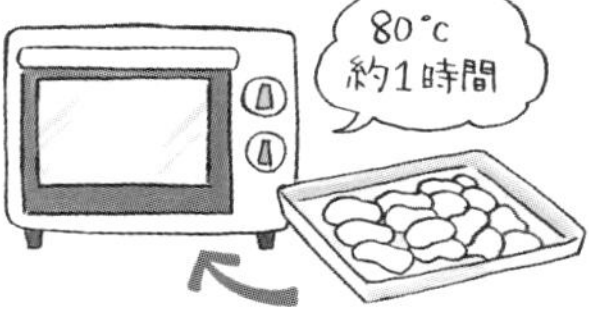

2

オーブンを８０℃にセットし、
約Ⅰ時間加熱

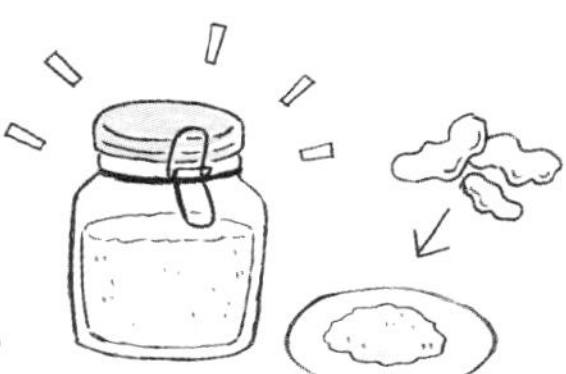

3

ショウガが充分に乾燥したらOK。
細かく刻んで密閉容器に

のまま1～2ミリくらいにスライスしたショウガを、80℃のオーブンで約1時間加熱します。オーブンで加熱すると、蒸す過程と乾燥させる過程が同時にできるので、効率的に蒸しショウガをつくることができます。

ほかに、スライスしたショウガを蒸し器（火は中火程度）で30分くらい蒸し、それを1週間ほど部屋干ししてもOKです。オーブンでつくるよりも時間はかかりますが、乾燥したらできあがりです。

乾燥させたものをフードプロセッサーで粉状にして、保存ビンに入れておくと3カ月ほど保存が可能です。つくり置きをしておいて、**ショウガ紅茶（33ページ参照）に入れたり、ふりかけに混ぜてご飯にかけたり、味噌汁に入れたり、焼酎に入れて飲むのもおすすめです。**

蒸しショウガは生のショウガよりも辛いので、最初からたっぷり入れるのではなく、味見をしながら量を調整してください。

私は辛いほうが好きなので、焼酎のお湯割りを飲むときに、180ccくらいのグラスに小さじ2杯くらい入れています。

味にアクセントができて、よりお酒がおいしくなるのです。

Column

美しくなる「スイーツ」選び

女性がよりキレイになるスイーツがあります。

それは〝あん〟の入った和菓子。

あんの原料となっている小豆《あずき》が女性の美容の味方だからです。

古くから日本人に親しまれてきた小豆には、タンパク質、炭水化物が豊富で、ビタミンA、ビタミンB_1などビタミンも含まれています。

これ以外にも「サポニン」と呼ばれる利尿作用が強い成分が入っていて、むくみにも効きます。

緩下作用もあるので便秘改善にもいいといわれています。

尿や便の出をよくするので、**デトックス効果、美肌効果**があり、女性にうれしい食材です。しかも小豆の赤い色のもとはアントシアニンといって、抗酸化作用が強いポリフェノールで、**アンチエイジング、ガン予防も期待**されています。

スイーツ選びの基本は、小豆が使われていること。おまんじゅうやどら焼き、羊羹《ようかん》、おしるこなどがそれです。夏には小豆アイスもいいでしょう。

白砂糖の多さを気にする人もいますが、そのぶん、小豆もいっぱい入っているので大丈夫です。できれば「陽性食品」の黒砂糖のほうが体にいいので、黒砂糖を使用しているものを購入するとより安心です。

本当に安心なものを食べたいのであれば、自宅で「美しくなる小豆スイーツ」をつくってみてはいかがでしょうか。

小豆50g、水600ccを鍋に入れて火にかけ、沸騰させます。火を弱めて水が半分になるくらいまで煮込んだものが「ゆで小豆」です。甘さが足りないときには黒砂糖を加えましょう。そのまま食べてもいいし、ゆで汁を飲んでもおいしいです。

「カボチャのいとこ煮」もおすすめです。カボチャ200g、小豆50gを一緒に煮るだけ。お好みで、醤油《しょうゆ》や黒砂糖などで味を整えてもいいでしょう。

むくみやすい女性は小豆を摂るようにしてくださいね。

Part 2

「美肌・美顔・美髪」をつくるカンタン習慣

——1週間、続けるだけで見違える！

「むくんだ顔」を3分でスッキリ美女に変える法

朝、鏡を見て驚く顔のむくみ。仕事の疲れがたまったせいか、はたまた昨晩夜ふかししたせいか……。

でも、いますぐむくみを治して出かけなくてはなりません。そんなときは、タオル1枚あれば大丈夫です。

「蒸しタオル」を3～5分ほど顔全体に当てて温めればいいのです。

皮ふの上から直接温めることで血流がよくなり、たまっていた余分な水の排せつが促されます。

静脈やリンパの流れもよくなるため、老廃物の排せつも促されてスッキリします。

この「むくみ」に限らず、顔が大きく見えるのは、水が原因のことが多いので

3分で顔スッキリ!
電子レンジで「蒸しタオル」

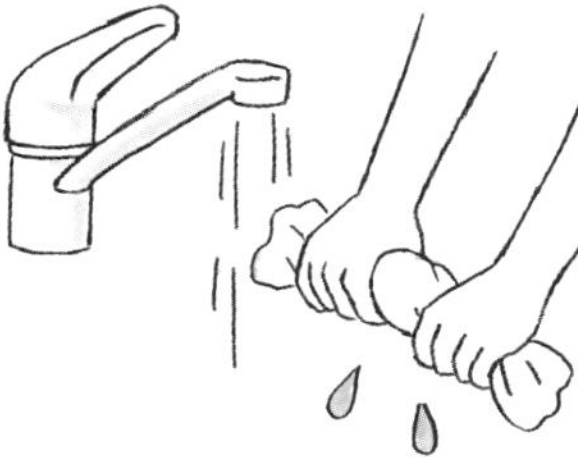

1

フェイスタオルを水で濡らして固く絞る

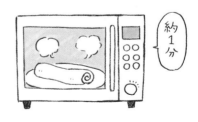

2

電子レンジで約1分温める

＊熱くなりすぎていないか、確かめてから肌にのせましょう

す。脂肪細胞の間に水がたまると、ポチャポチャ、プルプルとしたやわらかい皮ふになります。

それが重力で下がると、シワや二重アゴにつながります。

女性の二の腕がプルプルとやわらかかったり、下腹部がぽっこり出ていたりするのも水が原因。余分な水分を取り除けばデトックスとなり、スッキリするのです。

日頃から運動やサウナなどで汗を出すようにしていれば、顔にも水がたまりにくくなり、むくみ予防に効果的です。

私も、サウナに行く前の顔と行った後の顔を比べると、大きさがまったく違うので、びっくりします。

血流をよくして「目の下のクマ」をやっつける

なんとかしたい目の下のクマ。

ファンデーションやコンシーラーといった化粧品で隠そうとしても、なかなかうまくいきません。

寝不足のときになりやすいのですが、よく眠っているのに目の下のクマがとれないときには、毛細血管の中の血液がうまく循環していない状態になっています。

目の下は皮ふが薄いので、血液の流れが滞ると、それだけくすんで見えるのです。

目の下にクマがある人は、漢方医学では「瘀血《おけつ》」であると考えられています。

瘀血とは血流が悪いことで、肩こりや頭痛も瘀血から起こる症状の1つです。

体をぶつけるとすぐアザができる人は瘀血があるからです。

たまたま目の下の皮ふが薄いので、よくわかってしまうのですが、メイクするときに困ります。でも、目の下にクマがある場合は、全身が瘀血状態になっているということを知らせてくれる、ありがたいサインでもあります。

病院で診察を受けるときはノーメイクでというのも、そのような顔の様子からも体の状態がわかるからなのです。

残念ながら目の下だけを温めても、クマは改善しません。瘀血が原因でできたものは、全身の血流をよくしないと治らないからです。

運動したり、お風呂に入ったりして全身の血流をよくしましょう。

また、食べすぎると老廃物がたくさん出ているため血液がドロドロになり、血流が滞ってクマがひどくなります。

一方、寝不足でできた目の下のクマは、交感神経が働きすぎて、血管がギュッと縮まっているために血流が悪くなってできたもの。ストレスをためずに、睡眠をしっかりとるよう心がけると改善していくでしょう。

「目ヂカラ」はもっと強くできる

「目ヂカラ」は美容にとっての重大問題です。どんなアイメイクもいつもキラキラした魅力的な目元にはかないません。

その「目ヂカラ」も、パソコンに向き合う時間が長く、忙しい1日になれば疲れ切ってしまいますね。

そんなときにも「蒸しタオル」(47ページ参照)がおすすめです。

どんな臓器でも、温めて血流がよくなると、老廃物の排せつが促されて細胞の新陳代謝が高まります。

蒸しタオルで目の周辺を温めると、疲れた目がいやされます。また、むくみも解消され、ポカポカしてリラックスできるのでキレイな目元に戻ります。

さらにはうれしいことに、視力回復も期待できるのです。オシャレなメガネもいいですが、疲れ目では台無し。

漢方医学では、目の力は下半身に比例するといわれます。視力はどうしても年齢とともに落ちていきます。

しかし、**ウォーキングやスクワットなどで下半身を鍛えていれば、目のアンチエイジング効果**につながります。

「大人ニキビ」の跡を消す方法

女性の体調はすぐに素肌に表われます。

忙しかったり、不規則な生活のために、最近は、20代、30代でもニキビに悩まされる人は多く、「大人ニキビ」用の化粧品も増えています。ひどくなって皮ふ科に通っている人もいます。

10代の思春期の時期のニキビは、できても治りが早く、跡も消えやすいもの。ところが、やっかいなことに、年齢とともにニキビ跡はだんだん取れなくなってきてしまいます。代謝が落ちて血流が悪くなってくるからです。

ニキビの原因は、体内にたまった老廃物を皮ふから出そうとする反応です。食べすぎたり、便秘をしたりすると体内に老廃物がたまるので、ニキビができやすくなるのです。

西洋医学は、皮ふにできるものを、じんま疹、湿疹《しっしん》、水疱《すいほう》、アトピー性皮ふ炎、ニキビなど、見た目からさまざまな名前をつけています。

漢方医学ではこれらはすべて、余分な老廃物や水を皮ふから出そうとして起こる反応と考えます。

そのため漢方医学では、どんな皮ふ病も食べる量を減らす、体を温め、排せつを促して体内に水をためこまないようにする、というのが根本的な治療法となっています。

食べる量が多いと老廃物が多くなってニキビの原因になるのです。**ニキビが気になるときは、食べる量を減らすことが大切です。**

また、便秘予防を心がけるとニキビ予防にもなります。そもそも老廃物は約7割が便といっしょに排せつされるはずのもの。つまり便秘とは、それだけ体内にたくさんの老廃物を抱えている状態になります。

すると、体は「それではよくない」と判断して、老廃物を血液にもう一度戻して、皮ふから体外に出そうとします。便秘がちなときに吹き出物が出るのはこのせいです。

そして汗をかくことも大事です。余分な水分や老廃物が汗として排せつされるので、ニキビができにくくなります。

それでも**できてしまったニキビの跡を消すためには、まず体を温めて血流をよくすること。**お風呂やサウナ、岩盤浴、下半身を動かす運動などが効果的でしょう。

ニキビ跡は色素沈着なので、血流をよくすると沈着している老廃物が回収されて、薄くなっていきます。

おすすめの漢方薬もあります。漢方の塗り薬「紫雲膏《しうんこう》」（84ページ参照）をニキビ跡に毎日塗ると、血流が改善されて徐々に薄くなっていくでしょう。

「腹七分目」で肌トラブルは9割治る

若い女性の間に、敏感肌や乾燥肌、湿疹など、肌トラブルを抱える人が増えています。

中には、大人になってからアトピー性皮ふ炎になる人もいます。

漢方医学では、アトピー性皮ふ炎や湿疹、じんま疹などの皮ふの炎症は、体内の老廃物や余分な水分を皮ふから出そうとしている反応と考えます。

その老廃物がもし、皮ふから出ていなければ、体の中でもっと重大な病気になってしまっているかもしれません。

皮ふの症状は、本来は健康を維持するためには喜ばしいとさえいえるのです。

しかし、女性にとっては、目で見えるところだけに早く解決したいもの。

たとえば、アトピーの人で、皮ふがグジュグジュになるほど炎症がひどいのは、体内に老廃物や余分な水分が多いということを示しています。そのため、クリニックを受診される**アトピーの方には、「食べる量を少なくして、なるべく汗をかいてください」**とアドバイスしています。

水分は、ノドが渇いたら渇いたぶんだけ摂れば十分です。まずは飲むことよりも出すことを考えると、体内の水分バランスがよくなっていきます。

アトピーの改善には、サウナやお風呂で汗を出すといいとされています。汗が出ると、一時的に炎症がひどくなったように見えることもありますが、何回か繰り返すと、だんだんキレイになります。中途半端に汗をかくとかゆくなるので、しっかり汗が出るまで入るようにしてみてください。

あとは食事です。

食べる量が多いとそれだけ老廃物も多く、いつまでも皮ふから炎症反応が出続けてしまいます。目安としては、1日2食にするか、3食食べるなら、すべて腹七分目にするくらいでいいでしょう。

10代に負けない肌をつくる「洗顔法」と「ハチミツパック」

私も若い頃、肌のトラブルに悩んでいました。

いわゆる「てかり肌」で、すごく大きなニキビがよくできていました。いま思えば体によくない食べ物を好む上に、洗いすぎで皮ふが乾燥するのに皮脂がいっぱい出ていたのでしょう。乾燥しないように化粧水や乳液をたっぷりつけても、また皮脂が出てニキビができるという悪循環に陥っていたのです。

洗いすぎると大切な皮ふの皮脂まで洗い流してしまいます。そうなると、体は皮脂が不足していると判断して、さらに脂を出そうとして、結果的に「てかり肌」の原因となってしまうのです。

こうした**洗顔による肌のてかりを改善するには、朝は水かぬるま湯で流すだけ。石けんや洗顔フォームを使うのは夜の洗顔だけにします。**

夜洗顔するときも、こすりすぎはよくありません。よく泡立てたやわらかい泡をクッションにして、手が肌にふれないよう、やさしく洗うことをおすすめします。

私もいまは、朝の洗顔はぬるま湯で洗い流すだけ、夜はメイクを落とすために泡洗顔をしますが、化粧水や乳液はほとんどつけません。お風呂で汗をかけばそれが天然の化粧水代わりになるからです。

特別なことといえば、週に2回、**「ハチミツパック」**をやっています。

やり方は簡単で、**お風呂に入っているときに、大さじ1杯ほどのハチミツをただ顔に塗るだけ**です。顔を洗ったあとにハチミツを顔全体に塗って、湯船につかりながら10分くらいおきます。

ハチミツには肌に潤いを与え、水分を肌の中に閉じ込める働きがあるので、このパックをすると、肌がモチモチした感じになります。塗ったものが垂れてきたら、首などに塗り直してしまえばＯＫです。

最後は石けんを使わず、ぬるま湯で洗い流します。週1回でも効果はありますが、2回くらいのほうが肌のコンディションを保てるようです。

使うハチミツは市販のものでOKですが、質のよくないものもあるかもしれません。まずは少しずつお肌で試してみるといいでしょう。

こうしたスキンケアだと適度に皮脂が出ているので、肌のてかりもなく、油取り紙などは使う必要がありません。てかりが気になるときは、ティッシュで軽くおさえる程度で十分です。

ほかに私が気をつけているスキンケアといえば、目のまわりなどシワが気になるところには、漢方の塗り薬「紫雲膏」（84ページ参照）を塗っています。基本的に面倒くさがり屋なので、ラクができるとうれしいですね。

肌には体の健康状態がすぐに表われます。

たとえば、油っこいものばかり食べていると、皮脂の量が増えて、てかり肌につながってしまうのです。

肌の調子が気になるときこそ、できるだけ体にやさしい和食を心がけましょう。

シミやくすみが消えていく「美白ヨーグルトパック」

「美白化粧品で肌トラブル」という女性にとって衝撃的なニュースがありました。私も化粧品について相談されることが増えましたが、最近の化粧品にはいろいろな化学物質が入っているので、できるだけ自然のものを利用したスキンケアをすすめるようにしています。

私が美白に利用しているのは〝ヨーグルト〟です。**ヨーグルトには酵素がたくさん入っていて、古い角質を取るので、シミやくすみにいい**と、ヨーロッパではパックに使われています。プレーンなヨーグルトにオリーブ油やハチミツを混ぜると、さらに保湿効果が高くなります。

子どもの頃から、外で遊んでいて肌が真っ赤に日焼けしたときには、母がヨーグルトを塗ってくれました。塗ったあと15分くらいおいてから洗い流すと、炎症が治まり、赤みが引いています。海に行って真っ赤になったとき、すぐに顔にヨーグルトパックをした記憶もあります。

キュウリパックもおすすめです。キュウリを輪切りにして日焼けしたところにペタペタ貼るだけですが、熱を吸収してほてりや赤みを抑えてくれます。

ほかに私がよくやっているのは、前項でご紹介したお風呂の中でのハチミツパックです（59ページ参照）。ハチミツパックをするとモチモチした肌になります。

こうした**自然の素材を使ったパックをすると、肌の調子がとてもよくなります。**くすみやシミがとれるようで、輝くようなみずみずしい肌が手に入ります。

ヨーグルトもキュウリもハチミツも、どこでも手軽に手に入ります。**食べるものなので、安心して素肌につけることができるのも魅力です。**ただし、肌が弱い人は様子を見ながら試すようにしましょう。

身近な食べ物を使った美白パック、あなたもいかがでしょうか。

ドライアイ、ドライマウスに効く「蒸しタオル」

室内の乾燥や疲れ目、コンタクトレンズの着用などで目が渇く「ドライアイ」。そして、口が渇く「ドライマウス」。

目と口で場所は違えど、起きている現象や原因は同じです。

両者とも、**水分を摂ったからといって解消されません。**体が冷えていて、飲んだ水分がきちんと必要なところに届いていないのが原因だからです。

ドライアイもドライマウスも、飲んだ水分がちゃんと吸収されて、血流に乗って目や唾液腺《だえきせん》まで送られていないために起こります。ですから、冷え性の人や血流が悪い人は、ドライアイやドライマウスになりやすいのです。

私が**ドライアイやドライマウスの人におすすめしているのが、「蒸しタオル」**（47ページ参照）です。ドライアイの場合は、疲れ目解消と同じように、目のまわりを温めるように、目にタオルをあてます。

ドライマウスの人は、蒸しタオルをノドから耳にかけて当てるようにします。こうすれば、耳下腺《じかせん》などの唾液腺を温めるので、唾液が出やすくなります。

加えてドライマウスの場合は、ガムをかんだり、アメをなめたりしてもいいでしょう。唾液腺が刺激されて、唾液の分泌が促されます。

ただし、甘いアメやガムには糖分がたくさん入っているので、シュガーレスのもの、アメは黒砂糖やオリゴ糖が入っているものがおすすめです。

根本的にドライアイ・ドライマウス体質を改善するためには、全身の血流をよくする必要があります。

お風呂やくるぶしから下を熱いお湯につける足浴、ウォーキングやスクワット(23ページ参照)、もも上げ運動などの下半身を鍛える運動、腹巻きなどで体を温めてください。

体を温めると胃腸での水分の吸収が促され、血液とともに水分が全身の細胞に届くようになり、ドライアイやドライマウスが改善します。

美人薄命!?　「目が大きい人」がとくに気をつけたいこと

かつて「美人薄命」などという言葉を聞きましたが、二重まぶたで大きな目に憧れる女性は多いのではないでしょうか。

ところが、漢方医学では、目が大きい人は注意が必要とされています。

なぜなら目が大きい人は、そのぶん目の中の水分が多くなる、つまり水がたまりやすい体質であるとされているからです。

目に水がたまりやすいということは、近視や緑内障など目に水がたまって起こる病気の発症にもつながるのです。

日頃から目を温め、体を冷やさないようにして、水の排せつを促しましょう。

この「目の大きさ」以外でも漢方医学では、「こういう人はこういうタイプ」という判断があります。

たとえば……

・色白な人は水がたまりやすいが、色黒の人はそうではない

・髪の毛が多い人は陰性体質（冷えやすい）、はげやすい人は陽性体質（冷えにくい）

・顔が面長の人は陰性体質、丸顔の人は陽性体質

というように、パッと見た感じで「体力がある、体力がない、血液の循環が悪い、水がたまっている」など、ある程度の体質や症状がわかります。

二重で目が大きい人は、陰性体質を生まれつき持っています。したがって意識的に下半身に筋肉をつけて代謝を上げ、体を温めて冷やさないようにすることが大切です。

もともと水がたまりやすいので、汗や尿で余分な水分を体外に出すことを心がけましょう。

体を温めれば、余分な水分はどんどん出ていくはずです。

私も、二重で目が大きいタイプで基本的に冷え性です。

だからできるだけ毎日ジョギングしたり、サウナに行って汗を出したりしてい

ます。そうしないと、鼻水、下痢などさまざまな不調が起こるからです。
症状が出る前に、自分の体質に合わせて体をより温めているわけです。
体質が変わったら目が小さくなるのでは？　と心配になるかもしれませんが、
それはないのでご安心くださいね。

ピシッと張りのある肌をつくる「顔筋トレ」

えっ、二重アゴ？——今日はご飯を減らさなくちゃ！

あっ、シワ！——保湿やコラーゲンの入った美容液を……

なんで、シミ！——日焼け止めを塗っていたのに……

鏡に向かう女性たちは、今日もさまざまな〝戦い〟を勝ち抜かなければならないので大変です。

シワやたるみは、加齢とともに誰にでも起こるもの。ですが、年齢を重ねてもピシッと張りのある肌をしている人もいれば、逆に若くてもボヨンとたるんだ肌の人もいます。

この肌の張り具合や二重アゴ、シミも、顔の皮ふの下に余分な水分や老廃物がたまっているかどうかで決まっているのです。

二重アゴも、脂肪というよりも、余分な水分が原因で起こります。

顔のリンパの流れに沿ってマッサージすると、リンパにたまった水の排せつが促されて顔がスッキリとなり、二重アゴ解消に役立ちます。そのやり方は、

①顔の輪郭《りんかく》に沿ってアゴのほうへ行きアゴの下から耳の前へ
②目のまわりなどは顔の中心から耳の前のほうへ
③耳の前から首の横を通って鎖骨のほうへ

と、やさしくマッサージします。

あとは、「アイウエオ」と大きく口を動かしたり、キュッと口角を上げて笑顔をつくったりして、顔の筋肉を鍛えましょう。これはいわば顔の筋トレです。1～2分でもいいので、お風呂に入りながら行なうと効果的です。

肌の新陳代謝が高まり、余分な水分を出してくれるので、二重アゴやシワの予防・改善になります。毎日行なうとリフトアップ効果も。また、老廃物が減るのでシミの予防・改善にもつながります。

「つや髪」にはシナモン、黒ゴマが効く

最近は、女性でも薄毛に悩む人が増えてきています。

誰でも1日に100本くらいの髪の毛が抜けています。秋になると髪が抜けやすくなって抜け毛が倍くらい増えます。

年間を通して抜け毛が多くなって髪の毛の量が減ってきたということであれば、漢方医学では「腎虚《じんきよ》」が疑われます。

腎虚と聞くと「腎臓が悪いの？」とびっくりされますが、そうではありません。〝腎〟とは、腎臓や膀胱、子宮、卵巣、前立腺など下半身の臓器すべてを指し、生命力の根源とされています。

つまり「腎虚」とは生命力が落ちて、老化している状態のことです。ふだんからウォーキングやスクワットをしていて足腰を鍛えている人は、腎虚になりにく

く、何も運動をしていないと腎虚が早く進みます。クリニックに来る方の中にも、20～30代で腎虚になる人がいます。

腎虚を防ぐには、運動で足腰を鍛えることが大前提です。**食べ物ではシナモンがおすすめ。お菓子などに使われる香辛料ですが、漢方薬では生薬として使われていて、血行をよくする作用があります。**抜け毛予防にも効果があるのでぜひ試してみてください。

紅茶にも合いますし、トーストに振りかけてもおいしいですね。アップルパイやココアなど、いろいろなものにシナモンは合います。

また黒ゴマもおすすめです。漢方では白髪予防に黒ゴマがいいとされています。

髪の健康は洗い方にも左右されます。もしあなたがフケに悩まされているとしたら、髪の毛を洗いすぎているのかもしれません。

よほど運動などで汗をいっぱいかいているという場合は別ですが、本来、大人は髪の毛を毎日洗わなくてもいいのです。

もし女性で、ちゃんと洗髪しているのにフケに悩んでいるのであれば、おそらく頭皮が乾燥してフケが出ているのでしょう。悩みからいって、より一生懸命に洗いたくなりますが、翌日は出かけない日の夜などは洗わずに様子を見てみたらいかがでしょうか。

もともと、冷えやすく血流が悪い女性は、頭皮に行く血流も悪いために乾燥しがちです。

冬になると肌が乾燥して粉を吹くのと同じで、乾燥すると頭皮もそうなります。顔や手足と違って頭に直接保湿クリームは塗れないので、椿油で頭皮マッサージをしたり、少量のオリーブオイルをなじませると頭皮の乾燥予防になります。**シャンプーは頭皮への刺激が少ない、添加物が少ないものを使うと、フケや抜け毛の予防になります。**

頭皮も皮ふです。顔を泡立ててやさしく洗顔し、化粧水をつけていたわるように、頭皮もいたわってあげましょう。それがフケや抜け毛の予防になり、つややかで美しい髪を手に入れる秘訣なのですから。

「コラーゲン＋ビタミンC」は美爪の基本

自分でネイルグッズを工夫したり、気分転換も兼ねてネイルサロンに通ったり――ネイルアートをすると、なんだか幸せな気分になりますよね。

ただ、どうしても爪に負担がかかり傷みやすくなるので、しっかりケアすることが必要です。

爪はケラチンやコラーゲンというタンパク質でできています。タンパク質をしっかり摂っていないと、爪はもろく、割れやすくなります。

コラーゲンは、鶏肉の手羽元や豚足、魚のヒレなど、よく動かすところに多く含まれているといわれています。こうした食材を摂るようにすると、丈夫な爪にすることができます。また、**ビタミンCをしっかり摂るとコラーゲンの合成が促されるので、おすすめです。**

これまで何度もお話ししたように、食べすぎは美容にも健康にもよくありませんが、といって、たとえばおにぎりだけではタンパク質が不足してしまいます。肉や魚もしっかり摂るようにしましょう。

理想的な爪の色、形は、薄いピンクをしていて、表面がなめらか、そしてボコボコしたり線が入ったりしていない状態です。年齢を重ねると爪に縦の線が増えることがありますが、これは爪甲縦条《そうこうじゅうじょう》といわれます。病気かと心配する人もいますが、これは加齢によるものなので心配いりません。

爪は、1~2カ月で、新しくどんどん生え替わります。ただ、年齢とともに爪の細胞の新陳代謝も低下します。

爪の色が変色したり、表面がボコボコしてきたなと感じたら、ネイルアートやマニキュアを取って、爪を休ませてあげてください。

状態が悪いときには、市販の爪用のクリームやオイルで外から栄養を補ったほうがいいかもしれません。

オシャレを楽しむためにも、爪もときどきは休ませてあげたいですね。

一石二鳥！「オシャレ＆冷えない」着こなしのコツ

体が冷えている女性は、洋服、それも着るものの「色」にもちょっと気を使ってみてはいかがでしょうか。

服の色によって温かさが違う――ちょっと不思議な話ですが、**黒い服を着ると体を温める**といわれています。

たとえば、夏の暑いときに黒い服を着ると暑く感じ、白い服を着ると涼しく感じませんか。

黒は光をすべて吸収してしまう色です。光もエネルギーなので、黒は光のエネルギーをたくさん吸収して熱を得ているのでしょう。

オシャレな人は黒をかっこよく着こなしますが、黒い服は健康のためにもおすすめなのです。

もともとの体質が冷え性の私は、なんとなく本能で黒を選んでしまいます。

昔から「元気」「やる気」など、「気」を使った言葉があります。「元気がある」というのは、エネルギーが高く生命力があるということです。

気は目には見えませんが、いろいろと体に作用しています。

黒は、こうした「気」を引き寄せる力があるように感じます。

3つの「首」を温めて〝はつらつ美人〟に！

寒い冬——体の冷えが気になる女性にはつらい季節です。

そんなときは、体を冷やさない服装の工夫も重要です。

ポイントは、「3つの首」を冷やさないようにすること。

「3つの首」とは、「首」「手首」「足首」です。

この3カ所は太い血管が表面に出てきているうえに、筋肉や脂肪が少ないので熱が逃げやすい部位で、ここを温めると全身の血流がよくなります。

マフラー、ストール、ネックウォーマー、手袋、レッグウォーマーなどで、「3つの首」を冷やさないようにすることが、寒さを乗り切るポイントです。

肌着も体のサイズに合って、フィットするものを選びましょう。

肌着を1枚着ているか着ていないかで、体感温度が1℃違うといわれています。

「ババシャツ」なども上手に活用しましょう。

最近はデザインもかわいい冬用の保温下着が多くあります。もちろん腹巻きでおなかを温めることは忘れずに。

寒いときは、腹巻きの上からカイロを貼ると、おなかがポカポカして全身が温まるのでおすすめです。

腹巻きは「美女のお守り」なのです

「温め健康法」の第一人者である院長の父が、よく私に、「ブラジャー、パンツはつけなくても、腹巻きだけは忘れるな」といっていました。

昔は、「お父さん、それってセクハラ!!」とも思いましたが、いまは本当にその通りだと実感しています。

たかが腹巻きですが、事実、いろいろな症状が改善されるのです。

私自身も1年中365日24時間愛用し、クリニックでもみなさんに腹巻きをすすめています。

腹巻きをしただけで頑固な便秘が治った、膀胱炎にならなくなった、夜よく眠れるようになったなど、いろいろな効果があったという感想をいただきます。

ずっと不妊で悩んでいた人に赤ちゃんができたケースもあります。腹巻きをしておなかが温まり、子宮・卵巣の働きがよくなったからでしょう。

尿の出がよくなり、**むくみが取れて数kgやせたという方もいます。**

おなかは本当に大切です。おなかが冷えると、いろいろな臓器の血流が悪くなって機能が低下します。免疫力も低下するので、ウイルス性の胃腸炎にもかかりやすくなります。

腸は最大の免疫器官といわれていて、免疫細胞であるリンパ球の約7割が腸にいます。

ですから、おなかが冷えるとリンパ球の働きが落ちて、ウイルスに感染しやすくなります。風邪を引きやすくなったり、ウイルス性の胃腸炎になりやすくなったりするのです。

私には、6歳と4歳になる娘がいるのですが、2人にも生まれたときから腹巻きをつけさせています。

下の娘はもともと「陰性体質」（38ページ参照）なので、体内の余分な水分を排せつする現象でよく鼻水を出しています。そのため体を温めるように、なるべく味噌汁やショウガを食べさせています。いまではショウガは自分から食べたいというほど、好きになっています（生後10カ月で自分からショウガの漬け物を食べたときは、まさに本能!!　とびっくりしました）。

腹巻きもさせているので、陰性体質でもめったにおなかを壊すこともなく、また、風邪を引いてもこじらせることはありません。

昔の親は、夏でも子どもに腹巻きをさせて、「おなかを冷やすな」といっていました。童話の金太郎は、赤い布でおなかを守っていますが、あれもいわば腹巻きというわけです。

「温め美人」生活に腹巻きは欠かせません。

最近は、色のバリエーションやデザイン、素材も増えていますので、お気に入りのものを見つけてみてはいかがでしょうか。

「見た目」年齢は女子力に直結している!?

学校の同級生に久しぶりに会うと、見た目に年齢差が出ているのを感じませんか。この差はじつは、健康面でも重大なポイントなのです。

見た目が若いとは、体の中、つまり内臓の状態も若いということです。見た目が老けていると、体の中も老けています。医師としての経験からして、見た目だけ若くて体内が老けているということは、ほとんどありません。

では、若々しく保つための秘訣はなにか。それはやはり「血流」です。

血流がいいと、体の各臓器に必要な酸素や栄養、水がちゃんと届き、老廃物の回収もきちんとできます。すると、体内の臓器は元気に働きます。

若々しさを保つためには、体を温めて全身にいい血液を届け、臓器の働きをよくすることが大切です。

あとは食べすぎないこと。つねに食べていると、食べ物を消化・吸収する胃腸に血液がたくさん集まってしまって、女性ホルモンに関わる子宮・卵巣に行く血流が少なくなってしまいます。

食べる量を少なくすると、胃腸に集まる血液が少なくなり、ほかの臓器に送られる血液の量が増え、子宮・卵巣がちゃんと働きます。**食事をちょっと減らすことが、若さと美しさをつくるホルモン力を高めることにつながります。**

ただ、急に見た目が老けてしまった人は、ホルモンバランスが関係していることがあります。そんなときには、一度、婦人科などに行って、チェックしてみることをおすすめします。今は、AMH検査という卵巣の年齢が判断できる検査があります。このAMHの数値が高いことが、卵巣の年齢が若いことを示します。

年齢が若くても、AMHの数値が低く、閉経間近の女性と同じくらいの値のような人もいます。この場合、体の中も閉経間近と同じような状態になっていると考えられます。

「見た目」に女性がこだわるのも、それくらい重要であることを本能的に知っているからなのでしょう。

Column

ほうれい線が消える⁉ 「漢方薬」クリーム

私は冬になると、どうしても乾燥で小ジワができてしまうため、「紫雲膏《しうんこう》」という漢方では数少ない塗り薬を顔全体にたっぷり塗って寝ます。翌朝起きると、目の下のシワや口のまわりのほうれい線が薄くなってうれしいかぎりです。

紫雲膏には、当帰《とうき》という血流をよくするセリ科の植物が含まれています。紫根という紫色の根も入っていて見た目は赤紫色、ごま油の臭いがします。切り傷、すり傷、ヤケド、しもやけ、口内炎、肌あれ、潰瘍《かいよう》、褥瘡《じょくそう》（とこずれ）、切れ痔などに効き、口の中や肛門に塗っても大丈夫な、ほとんどの肌のトラブルに効く軟膏《なんこう》です。

湿疹が出やすい人やアトピー性皮ふ炎の人にもいいですし、子どもにも塗れます。家に1つ紫雲膏を常備しておくと安心です。

よく漢方薬局で取り扱っていますので、おすすめです。

Part 3

「女の悩み」は、ぜんぶ温めて解決！

―「疲れない、落ち込まない、くすまない」女になる

急にキスを迫られても大丈夫ですか?

ステキな恋愛に「口臭」は大敵です。

口の臭いは歯周病や虫歯、舌苔《ぜったい》が厚くなっているときに起こります。舌苔とは舌の表面についた白っぽかったり、黄色っぽかったりする苔《こけ》状に見えるものです。

息が臭うのは、胃の調子が悪いときや、食べすぎているときです。

きつい臭いのゲップが出るときは、胃酸過多や逆流性食道炎の可能性もあります。

誰でも経験があると思いますが、焼き肉を食べたあとは、口臭がきつくなります。肉は消化に時間がかかり、胃袋の中にいつまでもたまっているため、残りカスが腐敗して口臭のもとになるのです。

また、食べる量が多い人は、食べた物の残りカスも増え、それだけ老廃物が増えます。

ところが、冷え性の人や代謝が悪い人は、たとえ食べすぎていなくても老廃物が多くなります。きちんと燃焼し切れていないものが胃の中に残って、口臭になっている状態です。

口臭予防に一番効果的なのが〝プチ断食〟です。夕食だけ抜いてみる、週末の1日は食事をしないなど、食事の回数を減らすと老廃物を排せつする力が高まり、口臭の予防・改善になります。

食事をしないと胃腸が休まって、その分、腎臓や大腸などの働きがよくなり、尿や便がよく出るようになり、体の中が掃除されるのです。

まずは食べすぎずに代謝を上げること。そして、便を出す、尿を出す、汗を出す。

そうすると血液がキレイになって、口臭も気にならなくなってきます。

応急処置としては、ガムや口臭予防商品もありますが、パセリやショウガを噛んでも同じような効果があります。今度、外で食事をするときにパセリが出てきたら、ちょっと試してみてください。

美人のオナラは臭くない!?

出てはいけないときに出てしまうのがオナラ。

百年の恋も冷めてしまったり、周囲の微妙な苦笑を呼んでしまったり……となれば、女性にとっては一大事です。

しかし、出るものはところかまわず出ます。

漢方医学的には、体から出るものは汗であれ、涙、鼻水であれ、便、尿、オナラであれ、どんどん出すことが体にとって一番いいこと。

「我慢したオナラはどこに行くのでしょうか?」といったクイズがあるくらい、行き場がないことほど不自然なことはないのですから(ちなみに、このクイズの答えは、「血液中に溶け込む」です。想像するだけで不健康ですね)。

ですから、オナラはどんどん出しましょう。

といっても、悩み深い方には何の解決にもならないので、新発見を1つ。

「美しい人のオナラは臭くない」という事実です。

肌つやがよく、体の中から健康な人は美しいですね。そういう人は、おなかの中もキレイです。キレイなおなかからは、臭いオナラが出ないのです。


オナラには、「いいオナラ」と「悪いオナラ」があります。

悪いオナラは、腸内で食べ物の消化がちゃんとできず、腐敗して出てくるガスです。肉類、卵、牛乳など動物性食品を多く摂っていると、悪玉菌が増えて臭いオナラになってしまいます。

一方、ビフィズス菌や乳酸菌など、腸内の善玉菌が多いときには、その菌がつくるガスが出ます。こちらは臭いがほとんどない、いいオナラです。

また、オナラがよく出て困るという人には、特徴があります。

食べるときによく噛んでいません。あと、食べながら水分を摂りすぎる人も出やすい傾向があります。

ランチを食べにお店に入ると、水が入ったコップがテーブルに置かれます。ちょっと口を湿らすくらいならいいのですが、運ばれてきたランチを食べながら、水をガブガブ飲んだりしていませんか。

食事をしていると胃液や腸液が出てきますが、食べながら水分をたくさん摂っていると胃液・腸液が薄まってしまい、ちゃんと消化できなくなります。

消化し切れなかった食べ物が胃に残ってしまう。それが腐敗してゲップになったり、オナラが出たり、胃もたれしたり、肌が荒れたりしてしまうのです。

よく噛むと、食べ物を歯ですりつぶし、消化酵素を含む唾液もたくさん出てくるので、胃液や腸液に負担をかけずに消化を促すことができます。

肉食の欧米人は、胴が短く、腸の長さも日本人よりかなり短くなっています。腸が短いのは、中に腐敗したものがたまらないように、短時間で排せつできるようにするためなのです。

欧米人に比べると腸が長い日本人は、もともと肉食は体質に合っていません。肉を食べすぎると便秘をしやすくなるのは、腸内に腐敗物がたまっている証拠。これはすごく恐いことで、大腸ガンの要因になります。

オナラを出なくするポイントは、動物性食品を食べる量を少なくして、よく噛

み、**水分を摂りすぎないようにすること。**

さらに、臭いの予防に効果的なのは、腹巻きをして腸を温めたり、食物繊維の多いものを摂ったり、納豆、キムチ、漬け物、梅干し、チーズなど、腸内の善玉菌を増やす発酵食品を積極的に摂ることです。

また、これまで何度もご紹介している**ショウガは、オナラ対策にもおすすめ**です。

ショウガには駆風《くふう》作用といって、ガスを追い出す作用があるので、たくさん摂ればおなかの中のガスを少なくすることができるのです。

「プチ断食&朝ジュース」でつらい便秘にさよなら

便秘からいち早く抜け出すためには、次の①、②のどちらが効果的だと思いますか。

①食物繊維を摂るなど、食事に工夫して便通を促す

②食べずにおなかをカラッポにする

正解は——②の「食べないこと」です。

水をたくさん飲むと尿がたくさん出るように、食べれば便もたくさん出るように思いますが、人間の体はそうなっていません。

じつは、排便は食事をしていないときのほうが促されます。漢方医学には「吸収は排せつを阻害する」という言葉があるくらいです。

なぜかというと、食事をするとそれを消化するため、血液が胃袋に集まります。

そうすると、腎臓や大腸など尿や便を出す臓器に送られる血液が少なくなってしまい、食べれば食べるほど尿や便が出にくくなるのです。

朝に便が出やすいのもそのため。夕食を食べたあと、夜寝ている間は一種の断食のような状態になります。食べない時間が長くなるため、それだけ排便しやすくなっているのです。

だから、**つらい便秘に陥ってしまったときは朝食を摂らないようにすると、より排せつしやすくなるのです。**

そんなときは、朝食代わりにビタミンやミネラルが豊富なニンジン・リンゴジュース（143ページ参照）を飲むのがおすすめです。これだけだと、胃腸に負担をかけないので、排せつを促す状態がそのまま続きます。

また、糖分さえ補っておけば、私たちの体は活動を開始することができます。朝はニンジンとリンゴの糖分で十分なので、**便秘解消だけでなく、美容と健康のためにも朝のニンジン・リンゴジュースは最適**なのです。

ただし、冷え性の人は、冬にジュースを飲むと冷えるので、電子レンジや湯煎《ゆせん》でジュースを人肌程度に温めて飲むとよいでしょう。

「腸もみマッサージ」ですっきり生活を始めましょう

肌の調子がいいとお化粧の乗りもよく、なんだか気分もよくなるもの。女性にとって肌のコンディションは心と体のバロメーターともいえますね。

肌が荒れたり吹き出物が出たりしてしまうと、そうはいきません。女性の場合、便秘が原因で起こることが多いのです。

便秘をするということは、腸の中に腐敗した老廃物がたまっているということです。便秘は美容にも健康にもよくありません。

便秘対策は前の項目でも取り上げましたが、**美肌に直結するものとしておすすめするのが、「腸もみマッサージ」**です。

小腸は食べ物を消化するために1日中動いていますが、便を出すときに動く大腸の動きは1日に1回くらいしかありません。

便秘がちのときに食事をしっかり1日3回食べていると、大腸が動かないところに食べ物がどんどん詰め込まれていきます。

その結果、さらに大腸が動きにくくなって排便がスムーズにできなくなり、どんどん悪循環に陥ってしまいます。

腸もみマッサージを行なうと、大腸の動きがよくなって排便が促されます。

一番簡単なのは、おなかに「の」の字を描くようにさするマッサージです。

おなかの左側には下行結腸《かこうけっちょう》、S状結腸という大腸の終わりの部分があります。

ここから直腸、肛門へとつながって便が体外に排せつされます。

最初は、両手を腰に置いて、両脇をもみます。

親指を背中に、残りの4本の指をおなかにあてます。右手のところには上行《じょうこう》結腸、左手のところには下行結腸があります。

それから「の」の字のマッサージをはじめます。

「の」の字の出発点はへそからですので、手のひらをあて、そこから「の」の字を描くようにして、おへその下、右、上、左へとおなか全体をマッサージします。

指先で押すようによくもみながらマッサージすると、腸が動いて、中に入っている便もよく押し出されます。大腸の中の便を押し出すイメージでやるといいでしょう。

あまりグリグリと強く押すのではなく、気持ちいいと思えるくらいの強さで1回につき2~3分くらい。

これで出すものがしっかり出るようになれば、素肌にも自信が持てる〝肌美人〟になっていきます。

元気な腸が美肌をつくる「“の”の字マッサージ」

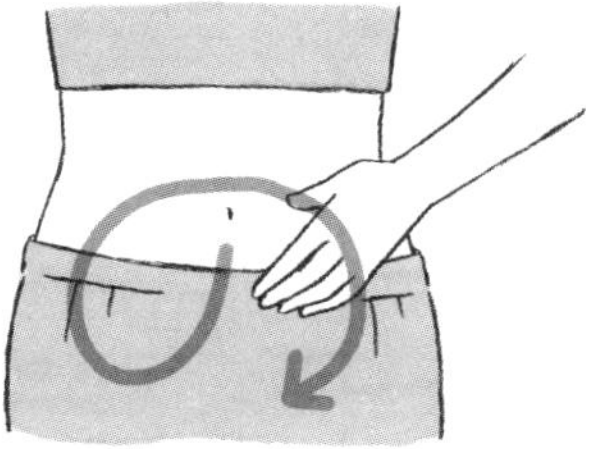

1

手のひらをおなかにあて、
時計まわりに「の」の字に動かしていく

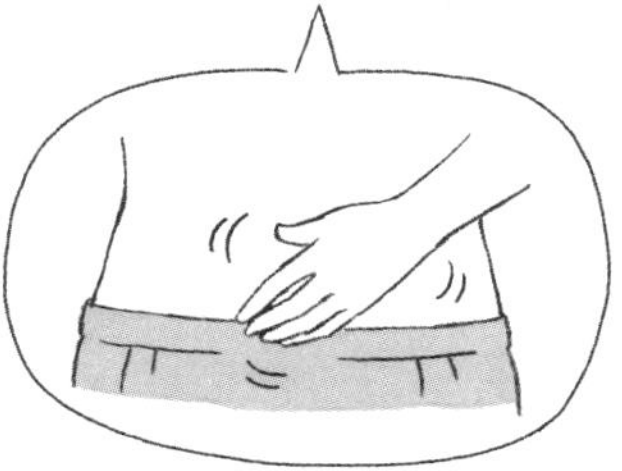

2

さらに、指先で押すようによくもみほぐすと効果的

「おなかの調子」がよくなる3つの美女メニュー

美容と健康のために、私自身、毎日欠かさずにメニューに取り入れている食べ物があります。

納豆と漬け物と味噌汁――昔ながらの発酵食品です。

これらは、カロリーが低いうえに、ビフィズス菌や乳酸菌を増やして腸内環境をよくしてくれるので、女性にはおすすめです。

腸内環境がいいとおなかの調子がよく、便秘に悩まされることはありません。余分なものをしっかり出してしまうので、肌の調子もよくなります。

今の腸内環境がどうなのかは、便を見ればわかります。昔から、「便は健康の便《たよ》り」ともいわれます。

黄土色でバナナみたいな形のものがいい便で、黒っぽく、臭いの強い便はあまりよくありません。肉を食べすぎると黒っぽく、臭いの強い便が出ます。

1977年に、アメリカで「マクガバン・レポート」という研究報告が発表されました。全世界の民族をいろいろ調べた5000ページにおよぶ報告書です。

その内容は、アメリカ人が肉や卵、砂糖を摂りすぎて病気が増えている、このままだと病気がどんどん増えて早死にするというものでした。

「マクガバン・レポート」の結論は、肉や卵、牛乳など動物性のものを減らして、穀物をしっかり摂り、ビタミン、ミネラルを摂るために野菜や果物を積極的に摂るように、となっていました。

そして、最後に日本人の和食が一番体にいいと書いてあったのです。

そこからアメリカでは和食ブームが起こり、いまではお寿司もすっかり市民権を得たようです。現在、先進国の中で唯一ガンの発症率が減っている国がアメリカです。「マクガバン・レポート」を受けてアメリカ人の意識が変わり、食事が変わってきた結果でしょう。

残念なことに、逆に日本では、食事が欧米化し、ガンをはじめ、病気が増える一方です。**日本人が健康と美しさを手に入れるには、和食が一番の近道**なのです。

薬より安全、しかも即効性――おなかの弱い人を守る強い味方

テレビで流れる「便秘薬」のＣＭのほとんどは、女性向けですが、「下痢止め薬」のＣＭに登場するのは、なぜか通勤中のビジネスマンばかりですね。

たしかに、便秘で悩む女性は多く、友人同士で「便秘なのよー」と話題にできる余裕（？）があります。ところが、下痢は話題にしにくく、そのぶん男女かぎらず深刻です。

体にとって毒になるものを食べたために起きる「急性」の下痢なら、出すだけ出せば治りますが、下痢体質の人の場合は、そうはいきません。それは胃腸が冷えていることが原因だからです。

そんなとき、「水分が出てしまっているから」と、水をたくさん飲むと、かえってよくありません。

なぜなら、水で胃腸が冷えてしまうから。そして、胃液や腸液とともにその中に含まれるミネラルも一緒に流れてしまって、体が塩分不足に陥っているところに、さらにそれを薄める水分が入ると、体はその水分を捨てようとしてさらに下痢が続いてしまうのです。

ですから、下痢をしているときは、塩分を補わないといけません。

そういうときは、夏の脱水症状への対策と同じで塩分を含んだしょっぱいものが必要になります。

濃いめの味噌汁などがベストです。水分とともに塩分を加えると、おなかが温まる上に、下痢がおさまるのです。

また、下痢がひどいときには、梅醤番茶《うめしょうばんちゃ》がおすすめです。

番茶に種を取った梅干しを入れ、箸などでほぐしながらかき混ぜて、そこに大さじ1杯の醤油を加えます。ほっこりと温まるおいしさです。これを飲んでしっかりと塩分を補うと、胃腸が温まり、下痢の改善に効きます。

下痢ぎみの場合は、ニンジン・リンゴジュース（143ページ参照）を飲むときにもひと工夫するといいでしょう。

本来、ニンジンとリンゴは整腸作用があり、胃腸を温めるので、下痢の予防・改善によいのですが、胃腸が冷えきって水分がたまっている人は電子レンジや湯煎で人肌くらいに温め、自然の塩を加えて飲みましょう。

自然の塩は体を温めます。塩が加わると、味に深みが出ますし、おなかを守るおすすめの飲み物になります。

あるいは冬など、もっと温かくして飲みたいときには、すりおろしたニンジンを温めてつくる、ニンジンスープにしてもいいですね。

体にとっては「食べない」ほうがラクでいい

私の朝食はニンジン・リンゴジュース（143ページ参照）だけです。なので、お昼前の11時くらいになると、グーッとおなかが鳴り、小腹が減ったなと感じます。そんなときは黒砂糖をちょこちょこなめて、夕方まで食事をしないで過ごします。

忙しいということもありますが、**いろいろ試してみて、1日1食（2食抜く）が体の調子が明らかにいい**からです。そして、夜はお酒も食事も目一杯楽しんでいます。

そもそも、人間は1日3食も食べる必要はありません。

食べるということは、胃腸にすごく負担をかけることになります。食べたものを消化して吸収するというのは、人体にとって大変な仕事であり、胃腸はフル回転しなければなりません。

朝昼の食事を抜いたり軽くすると、胃腸を休めている時間が長くなります。すると、ほかに血液を使うことができるので、胃腸以外の臓器がよく働きます。

ご飯をたくさん食べてしまうと、食後に眠くなったり、ボーッとしたり、体が重く感じたりしませんか。

体は食べないほうがラクなのです。

食事を抜くとおなかが減って我慢できないのでは、と思われるかもしれませんが、実際にやってみるとそれほど空腹に悩まされることはありません。

黒砂糖や黒アメをなめて、血糖値が上がれば空腹感はおさまるからです。

脳は血糖値が下がったときに「おなかが空いた」と感じます。血糖値を一時的に上げて脳を上手にだましてあげれば、それほどおなかが空いたとは感じません。

これは**ダイエットをする際にも有効で、食事の少し前に黒砂糖や黒アメをなめると、食欲がおさまるので食べすぎ予防になります**。

黒砂糖も砂糖だからよくないと思われるかもしれませんが、黒糖オリゴという成分が含まれていて、最初は血糖値を上昇させますが、一時的なものですぐに血糖値は下がります。

なので、糖尿病の場合でも、黒砂糖なら食べていいとお伝えしています。

黒砂糖のひとかけら、ふたかけらは、たいした量ではありません。清涼飲料水やアイスクリーム、ケーキなど甘いお菓子に入っている砂糖の量に比べれば心配する必要はないでしょう。

しかも、白砂糖に比べるとカロリーや糖質は少なめで、ミネラルが豊富です。カルシウムが白砂糖の150倍も入っているので、歯にもいいともいわれています。

また、前にお話ししたように、色の黒い黒砂糖は漢方医学では「陽性食品」に入り、体を温めてくれます。白砂糖は体を冷やす「陰性食品」です。

同じ量を摂ったとしても、黒砂糖のほうが代謝が上がるので太りにくくなります。

黒砂糖以外に、ハチミツやメープルシロップもおすすめです。おなかが空いたなと思ったら、これらを紅茶に入れて飲むといいでしょう。

「尿漏れ」がピタリと止まる簡単トレーニング

笑ったり、セキをしたりした瞬間に、「あっ」。

尿漏れは女性に多い困った現象です。これは、率直にいうと、年齢に関係なく下半身の筋肉が弱っているため。

出産すると、産道近くの筋肉や神経が傷ついて、産後に尿失禁に悩まされる人が増えます。出産経験のない人の場合は、この下半身の筋力の弱さが原因です。

膀胱も尿道も筋肉ですし、それを支えているのもインナーマッスル、骨盤底筋という筋肉です。

これらの筋肉が弱くなると、膀胱や尿道をギュッと締めていられなくなり、ちょっとした拍子に尿漏れを起こす「腹圧性尿失禁」になってしまいます。おなかにグッと力がかかったとき尿が漏れてしまうのです。

診察をしていると、20代と若いのにへそから下の筋肉が衰えていて、70〜80代くらいの筋力しかない人もいます。

腹部に力がある人は、おなかをグッグッと押しても腹筋がグッと押し返してきます。ところが、尿失禁する人のおなかを触ると、おなか全体に力がなく、私の指がズブズブと入ってしまう感じです。

こういう人は、内臓も下にダラッと落ちてきているので、それを引き上げようとして常に腹筋が緊張状態になっています。試しにおへその両脇の腹筋をグリグリと触ってみてください。触っただけで痛い人は、おなかの力が弱っているサインです。

尿漏れの予防・改善は、やはりウォーキングやスクワット（23ページ参照）、もも上げ運動など下半身を使う運動です。

尿漏れで悩んでいる人に、毎日30〜50回ほどスクワットを行なってもらったところ、改善してきたとうれしい報告がありました。

スクワットがしんどいときは、肛門や膣《ちつ》のあたりの筋肉をギュッギュッと締めるなど、おしりに力を入れるトレーニングもいいでしょう。1日10回を3セットくらいやると効果的です。

電車に乗っているときでも信号待ちのときでも、気がついたときに試してみてください。これを繰り返していると、尿道周辺の筋肉が鍛えられて、尿漏れの予防・改善につながります。

なぜ美人の汗はサラサラなのか

街のドラッグストアでは、制汗剤や汗をふくシート類などがたくさん並んでいます。女性にとって、「汗対策」はとても気になることなのでしょう。

汗をかくのは体の中の老廃物が出ていっているわけですから、美容と健康にとってはとてもいいこと。たとえベトベトして臭いが強い汗であっても、出たほうがいいのです。

ただし、こうした汗が出るということは、体の中に老廃物が多いことの表われ。体にとって悪いものがたまっているという点ではよくありません。汗が悪いのではなく、体がよくない状態であることを示すシグナルの1つなのです。

そんな老廃物の〝原料〟はズバリ食べ物です。タンパク質、糖質、脂質などが代謝されてできる、いらないものが老廃物です。食べる量が多いとどうしても老廃物が多くなり、血液が汚れてドロドロになってしまいます。

そうすると、ベトベトして臭いの強い汗が出るのです。こうなるといくら強力な制汗剤を使っても、一時的な解決にしかなりません。

臭いのないサラサラした汗にするには、まず食事を腹八分目にすることから。

そして、体を温めて血流をよくし、もっと汗をかくこと。

代謝が上がって、体にたまった老廃物が燃え、腎臓や大腸の機能が高まって老廃物の排せつが促されるからです。**汗を出すほどに体の中がキレイになり、その分、汗の臭いもなくなっていきます。**

湯船に長めに入るようにすると、いつもより多くの汗を出せますが、短期集中で大量の汗をかきたいときには、サウナがおすすめです。

ふだんあまり汗をかいていない人ほど、最初はベタベタした汗が出ます。これは、体内にたまっている老廃物が出ていっているため。2回、3回とサウナに入ると、臭いのないサラサラした水分の多い汗に変わっていきます。

こうなってくれれば、汗の悩みも消えていくことでしょう。

「汗が気になる人」へ

太っているオジさんを見るとちょっと動いただけ、歩いただけ、食事をしただけなのに、ダラダラ汗をかいている人が多いですね。

これは、体内に余分な水がたまっている証拠です。水が多すぎて体の外に汗としてあふれ出しているのです。漢方医学ではこれを「水毒」（26ページ参照）と考えます。

新陳代謝の力が低下して体の中に水分がたまりすぎてしまった〝水太り〟の人もそうですし、やせていても体の中に水分が多い人は、ちょっとしたことで汗が出やすい傾向があります。

もし、「ふだんよりなんだか汗が多い」というときは、あなたもこの「水毒」の状態になっているかもしれません。

こうしたタイプの人は、汗をたくさんかくので、自分が暑がりだと思っていますが、実際には体が冷えています。体温を測ると35℃台のことも多く、たまっている水分によって体が冷やされているのです。

本当に体が温かい人は、ダラダラと汗をかきません。運動やお風呂などでも、熱くなった体を冷やすためにサラサラした汗がパッと出てサッとひきます。そもそも汗は、体温を調整するために出るものだからです。

また、顔や首など上半身ばかり汗をかく人は、下半身が冷えています。

下半身が冷えているから、そこにあるべき血液が上半身に上がり、のぼせて汗が出ているのです。これも自分は暑がりだと勘違いしてしまいますが、実際には冷えている状態です。

すぐ汗をかく人や上半身からばかり汗が出る人は、体の中の余分な水分を出し、冷えを解消することが必要です。そのためにちょっとしたコツがあります。

スクワットなどで下半身の筋肉を動かしてからお風呂やサウナ、岩盤浴に入るようおすすめしています。

全身の血流がよくなってから温めるようにすると、より汗が出やすくなります。

暑い夏の「水分補給」のコツ

夏でも、子どもや動物は元気に走り回っています。

それなのに、最近は猛暑日が続くせいか夏に体調を崩し、インフルエンザの季節のように、クリニックにいらっしゃる方が増えることがあります。

夏は熱中症対策が大切です。

熱中症の予防のポイントは、脱水症状を防ぐことです。脱水症状に陥る前に体はサインを出しています。

口の中がカラカラになったり、尿の回数が減って色が濃くなったりしたときには、体内の水分が少なくなってきたというサインです。それが続くと食欲がなくなったり、皮ふがカサカサになったり、汗が減ってきます。

そして、さっきまで出ていた汗が出なくなったときが危険です。体温を下げられなくなって熱中症を発症します。

夏に熱中症になりやすいのは、体温を下げようと常に血管が拡張していて、汗をかきやすい状態だからです。冬に比べて水分が多く排せつされています。

水分の摂り方の基本は、前にもお話ししたように、「ノドが渇いたら、渇いたぶんだけ飲む」で大丈夫なのですが、夏は少し多めに、こまめに水分を摂るようにしましょう。

そして、**ただの水よりも、少し塩分や糖分が入ったものがおすすめです。**市販のスポーツドリンクや、あるいは、500ミリリットルの水に塩を小さじ1、あとは砂糖をちょこっと入れるといいでしょう。あまり冷たすぎると胃けいれんを起こすことがあるので、冷やしすぎ、氷の入れすぎには気をつけてください。

水分を摂るタイミングとしては、食事のときや、外に出て汗をかいたときに、少しプラスして飲みましょう。

ほかにも熱中症対策として、薄手で風通しがよく、熱を発散しやすい服装の工夫も大事です。霧吹きで水を体にシュッシュッと吹きつけて、汗と同じように、体の熱を逃がす方法もあります。

夏バテ対策のイチオシは「冷たい味噌汁」

なんだか夏バテ気味——となりやすい人へのいいアドバイスがあります。

夏は大量の汗をかくので、体内の水分やミネラルの不足が原因で、夏バテを起こします。

また、暑さの中でも体温を一定に保つために、自律神経、交感神経、副交感神経をめいっぱい働かせるため疲れやすくなっているのです。

副交感神経は、余計な熱をあまりつくらないためにフル稼働しています。副交感神経はリラックスさせる神経なので、体がダラッとしてしまい、夏バテの症状に陥ってしまいがちなのです。

夏バテ予防のイチオシは味噌汁です。

味噌汁にはアミノ酸、ビタミン、ミネラルなどがたくさん入っています。夏バテで代謝が落ちてしまっているときに、ビタミン、ミネラルを摂ると、代謝がアップして、エネルギーをつくれるようになり、元気が出てきます。

とはいえ、暑いときに、熱い味噌汁を飲みたくないときもあるでしょう。そんなときは、冷たい味噌汁がおすすめです。私も、夏は冷やして飲んでいます。温かい味噌汁をつくり、あら熱が取れたら冷蔵庫に入れて冷やします。ミネラル、塩分が不足した体には、ノドごしもよく、とてもおいしく感じます。娘たちにも好評です。

具は、ワカメやトロロ昆布、ネギ、玉ネギ、ちょっと疲れ気味のときには豚肉を入れるといいでしょう。ネギや玉ネギには血管を開く作用があり、豚肉に含まれるビタミンB_1といっしょに摂ると、エネルギーが効率よく燃焼します。

また、食欲がないときは、**ショウガ、ミョウガ、ワサビなどの薬味**をうまく使うといいでしょう。こうした薬味は、**免疫力をアップさせたり、血流をよくする効果があり、食べる薬のようなものです。**

夏風邪をひいたときには、味噌汁にネギやショウガを多めに入れて飲むと治りが早くなるので、おすすめです。

紫外線が強い季節は「塩トマト」をしっかり

紫外線は、女性の肌にとって大敵。

シミやシワ、乾燥肌など肌にかなりのダメージを与えてしまいます。

紫外線によるこの「光老化《ひかりろうか》」から肌を守るためには、日頃から日焼け止めをつけ、きちんとファンデーションで肌をカバーしてから出かけたり、日傘や帽子で紫外線をカットすることが大切です。

ただ、紫外線を強くブロックするタイプの日焼け止めは、化学物質がたくさん入っていて肌にはあまりよくありません。少し弱めや敏感肌用の日焼け止めを使うといいでしょう。

紫外線によるダメージを防ぐには、光老化予防にいいといわれているトマトがおすすめです。トマトのリコピンには抗酸化作用があり、活性酸素を取り除いて肌の老化を防ぎます。メラニンの生成を抑え、シミやそばかすの原因を防いでくれます。

また、トマトにはコラーゲンの生産を促すビタミンCも含まれているので、肌のハリもよくします。

とはいえ、夏野菜で水分がたくさん入っているトマトには、体を冷やす作用があります。**冷え性の人がトマトを食べるときには、温める力が強い自然の塩をかけると、冷えるデメリットが抑えられます。**

できれば、水分が少なく栄養がギュッと凝縮されているプチトマトがおすすめです。紫外線が気になる季節はプチトマトを1日に5~10個くらい食べるといいでしょう。サラダに入れたり、モッツァレラチーズと一緒にオリーブオイルで和《あ》えて食べたりしてもおいしいです。

ほかにも、ショウガやニンジンもおすすめです。

抗酸化作用があるショウガを日頃から摂っていると、紫外線のダメージを修復しやすくなります。

ニンジンにはビタミンCが豊富に含まれているので、メラニンの生成を抑えたり、シミを薄くしたり、皮ふに潤いを与えたり、血管を拡張して血流をよくして新陳代謝を上げたりと、さまざまなうれしい効果があります。

うっかり**紫外線を多く浴びてしまったときには、肌のケアとともに血行をよくすることが大事です。**良好な血流は、肌に必要な栄養や酸素、水をたっぷり運び、シミやそばかすの原因となる老廃物を回収して、肌の新陳代謝を促してくれます。

運動やお風呂、サウナ、岩盤浴などなんでもいいので、汗をたっぷりかいて肌の血流をよくしてあげましょう。

手っ取り早く肌に潤いを与えたいときには、蒸しタオル（47ページ参照）もおすすめです。

蒸しタオルを5分くらい当てておくだけで、肌の調子がまったく違います。最後は冷たい濡れタオルを当て、肌を引き締めると、いっそう美肌に近づけるでしょう。

真夏こそ「温かいショウガ紅茶」で冷房病を撃退

オフィスなどの自由に温度調整できないところでは、カーディガンやひざかけを常備し、体を冷やさない努力をしている方がたくさんいらっしゃいます。

それでも暑い夏に、いわゆる「冷房病」になる人が増えています。頭痛、関節痛、腰痛、神経痛、手足のしびれやむくみなどの症状を引き起こしてしまいます。

冷えると免疫力はもちろん、代謝も落ちます。汗をかきにくくなり、体温調節がうまくできなくなるため、今度は逆に体内に熱がこもり「熱中症」に陥る人も増えているのが昨今の特徴でしょう。

だからこそ、**夏でも腹巻きはおすすめ**です。最近は夏用の薄い素材のオシャレなものもあります。

また、食事では、体を温める陽性食品を積極的に摂ることが大事です。昔は冷房がなかったからこそ、いかにも夏の定番の麦茶やそうめん、スイカ、キュウリ、トマトなど体を冷やす陰性食品を食べてバランスをとっていたのです。

冷房で冷えすぎている現代の夏は、内臓を冷やさないもの、体を温めるものを食べることが必要なのです。

水分補給も、外にいる時間が長いときに、麦茶などを飲んで体を冷やしてもいいのですが、室内にいることが多い人は、体を冷やすものを避け、体を温めるものを飲むようにしてください。

紅茶やほうじ茶、番茶、コブ茶、ルイボスティー、ウーロン茶など、発酵して色の濃い飲み物なら、たとえホットでなくても体を温めます。冷たいジュースしかないときも、氷を入れずに、ゆっくり噛むように飲むなど工夫をしてください。

私は真夏でも、毎日、温かいショウガ紅茶（33ページ参照）を飲んでいます。

ノドの渇きをいやす飲み方についてはお話ししましたが（32ページ参照）、女性にとってはいまや1年のすべてが冷えやすい季節。

飲み物からも温め生活を心がけたいものです。

バッグ、デスクの中の「鎮痛薬」と手を切る法

バッグの中や、オフィスのデスクの中には頭痛薬や鎮痛薬が欠かせない――という女性がよくいます。

テレビで、女性向けのこれらの薬のＣＭが、風邪薬とともにたくさん流れているのも、それだけたくさんのニーズがあるからでしょう。

とくに、雨の日や雨が降る前日、寒い日、台風のとき、湿気が多い日などに頭がズキズキする偏頭痛はつらいですね。

西洋医学では偏頭痛の原因は諸説ありますが、漢方医学では、偏頭痛は「冷え」と「水毒」（26ページ参照）が原因だと考えられています。

だから、筋肉が少なく冷えやすい女性に多く、気温や天候、つまり体感する寒さなどに左右されるのです。

また、水分が体の中に多いときや、湿度が高いときに起こりやすくなります。ときどき吐き気を伴うことがあるのは、胃液を捨て、体内の水分を減らすことで体を温めて偏頭痛を治そうとしている体の反応です。

偏頭痛のときには、とにかく痛みを止めたいため、ついつい鎮痛薬を飲みがちです。

一般的に鎮痛薬は解熱鎮痛薬です。痛みも取りますが、熱を下げる作用もあります。そのため、体が冷えてしまい、次の偏頭痛の原因をつくってしまうことになりかねません。

だから偏頭痛がまた起こり、薬が手放せなくなります。どうしてもつらいときや特別なイベントがある日以外は、なるべく鎮痛薬を飲まないほうがいいのです。

でも、安心してください。

偏頭痛から根本的に解放される方法があります。

日頃から体を温め、水分を摂りすぎないように気をつけること。

クリニックでよく私は、**偏頭痛解消には体質から改善するつもりで、お風呂や岩盤浴、サウナなどで汗をかいて温まる**ようアドバイスしています。

水分は、利尿作用があるショウガ紅茶（33ページ参照）で摂るようにすすめます。

あとは、腹巻きをする、運動をすることを心がけると、体が温まって体内の代謝が上がり、余分な水が体内にたまらなくなっていきます。

いつの間にか頭痛に悩まされなくなります。

私のガンコな肩こりが消えた「壁腕立て伏せ」

街のマッサージ店などで、こった肩をほぐしてもらっている女性を多く見かけます。

私自身、以前はいつも肩がこって、つらいときがありました。

毎日頑張る女性は、パソコンに向かっていたり、ずっと立ち仕事をしていたりで、肩がパンパンです。

基本的に、コリや痛みは血流が悪くなっているところに起こります。生理痛がおなかを温めるとラクになる（146ページ参照）ように、**肩こりもできるだけ温めたほうが、痛みがやわらぎます。**

もし市販されている肩こり用の湿布を使うのであれば、冷湿布ではなく温湿布を選びましょう。また、電子レンジで温めて使うホットパックも、繰り返し使えて便利です。

血流をよくするためには、立って何回かバンザイのポーズをするなど、上半身の筋肉、肩周辺の筋肉を動かすストレッチが効果的です。

私の場合、肩こりが劇的によくなったのが、「壁腕立て伏せ」です。これを始めてから、信じられないくらい、肩がラクになりました。

「壁腕立て伏せ」は、筋肉の少ない女性でも簡単にできる筋トレ。壁から30～50cmほど離れたところに立ち、両腕を伸ばして肩の高さくらいの壁に両手をつきます。そうして、壁に向かって腕立て伏せをするだけです。

私は毎日すき間時間をうまく利用して、「壁腕立て伏せ」をしています。1分あれば12～13回はできます。

家にいるときや、日中はオフィスのトイレの個室などでするといいでしょう。

ほかにも、手首や足首から先を少し熱めのお湯につける手浴や足浴もおすすめです。手浴は、上半身の血行がよくなるので、肩こりにとても効きます。

つらいコリや痛みがやわらぐ「壁腕立て伏せ」

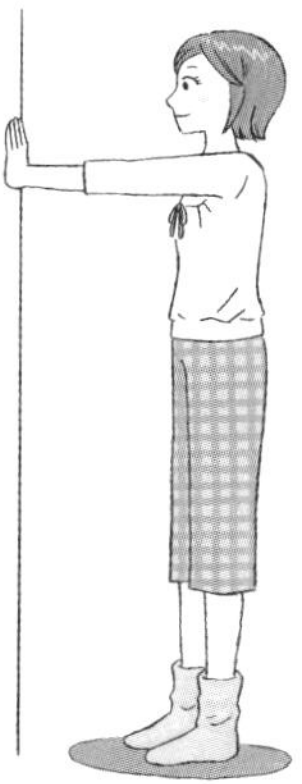

1

肩幅くらいに両腕を広げて、
壁に両手をつく

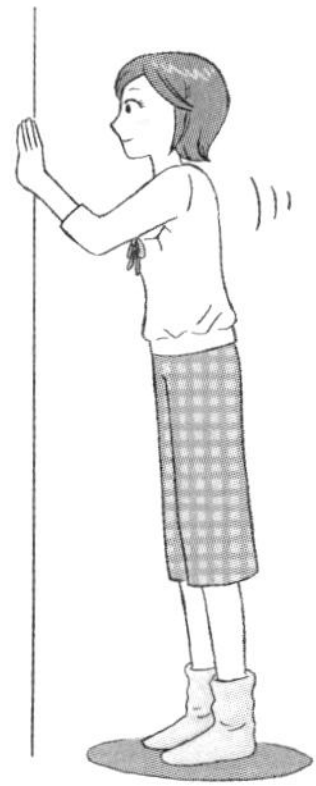

2

背筋を伸ばしたまま、ひじを曲げて、
胸を壁に近づける
（1〜2を繰り返す）

「下半身の冷え」と「頭痛」をセットで改善する方法

ひどい肩こりになると、頭痛にまでつながってしまいます。こんな頭痛は上半身の血流が悪いために引き起こされています。

その上半身の血流を根本的に改善するためには、下半身の冷えを解消しなければなりません。

これまでもお話ししてきたように、女性はもともと筋肉が少ないために下半身が冷えやすいのですが、下半身が冷えていると、本来であれば下半身に送られるべき血液が、下半身の血管が収縮しているので上半身に上がっていきます。

これが漢方医学でいう「昇症《しょうしょう》」という、上半身に血が集まった状態です。

そうなると肩こりや頭痛のほかに、動悸、目の充血、めまい、イライラする、眠れない、ソワソワして不安な気持ちになるなど、さまざまな症状が現われます。

運動したり、お風呂にゆっくり入ったり、くるぶしから下を熱いお湯につける足浴をしたりして、下半身に血液を送るようにすれば、上半身の血流も改善されてコリが取れ、頭痛もラクになっていきます。

ただし、運動したり体を温めても改善しないときは、何らかの別の病気が疑われます。若いからといって安心はできません。

いつもの頭痛と違う、吐き気の伴う頭痛がすると感じたときには、一度、専門医を受診して調べてもらうといいでしょう。

「ノドの風邪」を予防しながら美声になるコツ

紅茶でうがいをするといい——わざわざうがい薬を購入しなくても、これだけでノドの風邪を予防できます。

紅茶に含まれているテアフラビンという赤い色素成分は、ポリフェノールの一種です。これに抗ウイルス作用や抗菌作用があり、ノドの風邪予防になるのです。うがいをするときは、人肌くらいの少し温かい状態がおすすめです。日頃から**紅茶でうがいをしていれば、ノドを守ることになって、かすれ声やガラガラ声を防ぎ、美声も保てるでしょう。**

もう1つ、風邪の季節にこそおすすめしているのが、ショウガを摂ることです。たとえば、味噌汁の中にショウガを多めに入れると、さらに体が温まります。体が温まると一時的に免疫力も高まり、ウイルスや雑菌をやっつけます。しかも、ショウガ自体にも殺菌作用があります。

風邪かなと感じたときは、味噌汁以外にも、お湯にすりおろしたショウガを入れるショウガ湯など、**ショウガをたくさん摂って、早く寝るのが一番いい**のです。

もし風邪をひいてしまっても、解熱鎮痛薬はあまりおすすめできません。前にもお話ししたように、こうした抗炎症薬は、炎症も抑えますが、同時に体温を下げてしまうからです。体温が下がると免疫力も低下します。

ですから、市販の解熱鎮痛薬を飲むと、かえっていつまでも風邪が抜けなかったりするのです。

解熱鎮痛剤で熱を下げるよりも、体を温めて免疫力を上げたり、血流をよくしたりするほうが、早く確実に治ります。

風邪のひきはじめにもっとも適している漢方薬が、葛根湯《かっこんとう》です。葛根湯の葛根とはクズのこと。顆粒《かりゅう》状のものや液体のものが市販されています。

昔は、風邪をひいたときには、ショウガ入りの葛湯《くずゆ》を飲むといいといわれていました。これは上半身の血流をよくして、風邪だけでなく、肩こり、頭痛、乳腺炎など、上半身の症状にも効果的です。

風邪をひいたときこそ食べないほうがいい？

子どもの頃、風邪をひいたときに、よく親からこういわれた人は多いのではないでしょうか。

「ちゃんとしっかり食べて栄養をつけて、ゆっくり休むのよ」

一見、正しいようですが、体のメカニズムにとって、じつはこれは大きな間違いです。

動物は具合が悪くなると食べなくなります。じっとして動かず、回復するのを待っています。

食べないほうが、免疫力が上がるとわかっているから食べないのです。それは自分の身を守る本能です。

実際に、**たくさん食べると免疫力は下がります。**

そもそも免疫力は、血液の中にある白血球の力に左右されます。白血球は血液の中を移動しながら、老廃物を処理したり、食べたりしています。

私たちも具合が悪いときにおなかが空かないのは、食べる量を少なくして血液中の老廃物を減らし、〝白血球のおなかを空かせる〟ためです。

白血球は、血液中の老廃物が多いときには、あまりウイルスや雑菌を攻撃しません。老廃物が少ない、白血球がおなかが空いた状態になるほど、ウイルスや雑菌をやっつけてくれます。

たくさん食べると免疫力が落ちるのは、こういうシステムだからです。

私はよくクリニックで、「健康維持のためには、**1日1回でも2回でも、おなかが空いてどうしようもないと思う時間をつくったほうがいい**」と、アドバイスしています。

かつて戦中・戦後の食べ物が乏しい時代は、体力が落ちている上に衛生状態も悪く、ウイルスや雑菌に感染しやすい状況でした。

ですから、昔の人は体調を崩したときはしっかり栄養をつけるために食べなさいといっていたのでしょう。

現代人のようにたくさん食べて、ある程度の体力がある状況では、逆に食べる量を少し減らしたほうが免疫力は上がります。

大切な人が風邪をひいて寝込んでいるなら、おかゆをつくってあげるよりも「何も食べさせない」ことが本当の愛情表現です。

#「飲んだ翌日」にもひびかないお酒の楽しみ方

つらい二日酔いは、ちょっとしたことで予防・改善できます。

最近、ドラッグストアやコンビニエンスストアでウコンの入った二日酔い防止ドリンクを見かけますが、ウコンに含まれるクルクミンという成分には、肝臓のアルコール分解力を助ける作用があります。

じつはこのウコンも、ショウガの仲間です。ショウガにもクルクミンが入っているので、**二日酔い予防のためにはショウガを摂るといいでしょう。お酒に入れて飲むのもおすすめです**。

焼酎のお湯割りに、すりおろしショウガを入れると、ジンジャーエールのような味でおいしく楽しめます。

また、お酒をたくさん飲んだ翌日は、体が水分不足になっているので、朝起きたときにコップ1杯の水を飲みましょう。

ただし、二日酔いのときは一種の「水毒」（26ページ参照）状態なので、水を飲みたくないのであればムリをしてまで飲む必要はありません。

必要以上に水を摂ると、体内に余分な水分がたまり、症状がさらにひどくなることがあるからです。

ほかに、私自身が実践している、とっておきの秘策があります。

「今日は思いっきり楽しんで飲みたい！」

「明日は絶対に二日酔いになりたくない！」

という特別なときにおすすめするのが、飲む前にサウナに行って先に体の中から汗を出すこと。先に体内の余分な水を出しておいてから、お酒（水分）を摂る方法です（飲んだあとにサウナは危険なので、しないようにしてくださいね）。

このような**「出してから飲む」という組み合わせは、美容と健康にいいスペシャルな飲み方**といえるでしょう。

足を細く見せる「ハイヒール&ストッキング」——ここに注意

なんでもそうですが、体をギュッと締めつけるものはよくありません。補整下着も、足を細く見せるというストッキングやタイツも、足先を締めつけるハイヒールも美容と健康においてはおすすめできません。

正座して血流が悪くなると足がしびれるのと同じように、体にきついものを身につけると、血流が悪くなって冷えにつながるからです。

見た目がキレイな足先が細いハイヒールは、短時間だけ履くのはいいですが、長時間履くと足の血流が悪くなり、腰痛や頭痛、肩こりなど、いろいろな痛みの原因にもなります。

また、ヒールが高くなると、それだけつま先にかかる体重が多くなり、腰や背中の骨にも負担がかかります。

先の細い靴やハイヒールなどで足の指が圧迫されると、外反母趾《がいはんぼし》になることもあります。外反母趾になると指の関節が変形して、靴を履くと痛むようになります。関節は変形してしまうとなかなか戻らないのですが、なりたての外反母趾であれば筋肉を鍛えることで改善できることもあります。

おすすめしているのは、**「つま先立ち運動」**です。立ったその場で、かかとを上げたり下ろしたりする方法です。あとは足の指をグッと丸めてパッと開く**「足指のグーパー体操」**もおすすめです。

ハイヒールに加えて引き締め効果の強いストッキングやタイツで下半身を締めつけていると、血行がより悪くなりかねません。こうなると上半身に血液が上がってしまい、下半身が冷えた状態になっていろいろ不調が出てきます。

私は、診療のときはストッキングでなく靴下でいます。

講演などでは、足を細く見せる締めつけるタイプを履いたことがありますが、血流が悪くなると感じたので、いまはもう履いていません。体にやさしいものを選んでいます。

女性の美しさは「骨」で決まる

女性の美しさは、骨にも表われる――〝えっ本当？〟と思われるかもしれませんが、美人は見た目だけでなく骨からして違います。

女性の場合、骨の新陳代謝に女性ホルモンが欠かせません。

女性ホルモンがちゃんと出ている美しい女性は、骨密度の高い丈夫な骨をしているのです。

偏った食事やムリなダイエット、不規則な生活をしていると、ホルモンのバランスが崩れ、スカスカのもろい骨になってしまいます。ちょっと転んだだけでも骨折などということにもなりかねません。

最近は、20～30代の若い女性でも「骨年齢は70代！」などというケースが増えています。

このまま行くと将来「骨粗しょう症」になってしまう、危険な状態です。

骨を強くするためには、骨の原料となるカルシウムを摂ることが大切です。カルシウムを摂取するには牛乳がいいと思っている人が多いのですが、日本人は乳糖不耐症という、牛乳をうまく消化できない体質の人がほとんどです。

牛乳を飲むとおなかが痛くなったり、ゴロゴロしたりすることがありますよね。乳糖不耐症の人の場合、牛乳を飲んでもカルシウムの吸収率は意外と低く、効率のよいカルシウム摂取ができるとはいえません。

私たち日本人にもっとも適したカルシウムの摂取法は、昔ながらの和食です。**緑黄色野菜、干しエビや煮干し、海藻類、小魚類を丸ごと食べるなど、これまでずっと食べてきたもののほうが、効率よくカルシウムを摂取できます。**

このほかにも、ヒジキやゴマ、納豆などに意外と多く含まれています。白ゴマよりも黒ゴマのほうが、鉄分などのミネラルも多く含まれているのでおすすめです。

加えて、**適度な運動が骨を強くしていきます。**特別にスポーツクラブなどに行って筋トレを行なわなくても、日常的にできるスクワット（23ページ参照）やもも上げ運動、ウォーキングなどで十分です。

宇宙飛行士は無重力の宇宙に滞在するときには、骨がもろくなってしまわないよう、カルシウムを多く含む食べ物を摂りながら、筋トレを行なっているそうです。

食事や適度な運動によって〝骨美人〟になれば、いつまでもはつらつとして、キレイでいられることが約束されるでしょう。

Column まるでサプリメント！　のジュース

飽食の現代人のほとんどは、何かの栄養素が不足しているということは、まずありません。

むしろ**「食べすぎ」「栄養過多」のほうが、美容にも健康にも悪影響を及ぼしています。**

もちろん偏った食生活のために、鉄分やカルシウムなど一部の栄養素が不足している人もいますが、そういう場合は、鉄分やカルシウムがたくさん含まれている食材を摂ればいいだけのことです。

現代栄養学は1つの成分にこだわって、これが足りないからこうなる、だから不足しているものを摂りましょうという極端な考え方になっています。

ですが、自然の食べ物はそれほど単純ではありません。

たとえば、トマトにはビタミンだけでなく、リコピンという体によい成分や酵素も入っています。トマトの1つの成分だけが体に作用しているわけで

「ニンジン・リンゴジュース」は
美肌にもダイエットにも

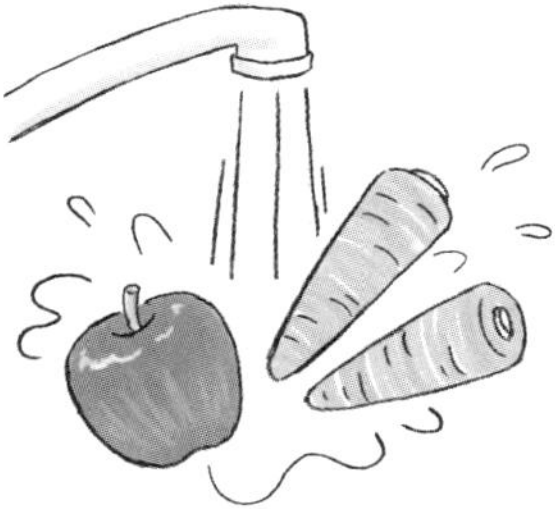

1

ニンジン2本とリンゴ1個をよく洗い、
皮ごとジューサーに

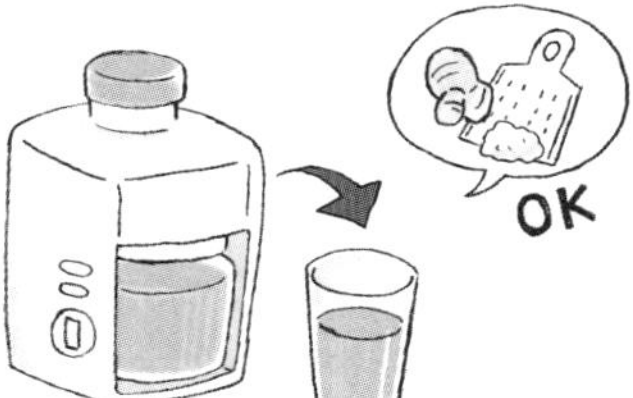

2

できたジュースを噛むようにゆっくり飲む。
すりおろしたショウガを入れてもいい

はありません。

本来は、ある成分だけにこだわるのではなく、食べ物全体で摂れるものを考えたほうがいいのです。

ただ、忙しいし、食事でバランスよく摂るのは難しい……といろいろなサプリメントに手を伸ばしてしまうこともあるでしょう。

気になるサプリメントを1カ月間試してみて、明らかに調子がよくなったのであれば続けてもいいでしょうが、変化を感じないのであれば、やめても変わりはないはずです。

そんなサプリメントに頼る前に、まずは朝食にニンジン・リンゴジュース（143ページ参照）、昼食はソバ、夕食は和食を心がけるだけで、体に必要な栄養素を十分に補える食事になります。

私自身も毎日飲んでいるニンジン・リンゴジュースは、**1日に必要なビタミンやミネラル、生きている酵素がすべて摂れる万能ジュース**です。

Part 4

生理・セックス・妊娠――みんな温めれば大丈夫

――「女性ホルモン」がきちんとめぐる体をつくる

「温めている女」は生理痛知らず

私は1年中おなかを温めているので、生理痛はありません。

冬は貼るタイプのカイロを1日に2つ使っています。昼は腹巻きに1つ貼り、夜も寝る前に腹巻きに1つ貼り、常におなかを温めています（ただし寝るときは低温やけどに注意して、厚めの腹巻きや下着をつけています）。

つねにおなかを温めていると、生理痛はかなり軽くなります。

どんな痛みも冷えから起こるので、カイロのほかにも、お風呂に入る、ウォーキングやスクワットなどの運動をする、体を温める食べ物を摂るなど、いつもおなかまわりを温めて血流をよくすることが大切です。

お風呂というと、生理中は湯船につかっていいか聞かれることがありますが、私は生理中も入浴しています。湯船につかると水の圧力がかかるため、経血はほとんど出ません。

もちろん、銭湯や温泉など、公共の施設ではマナーとして控えたほうがいいでしょうが、自宅のお風呂であれば、あまり気にせず入浴して大丈夫です。

最近は、つらい生理痛対策としてピルが注目されるようになっています。

ピルというと避妊薬のイメージがあるのですが、女性ホルモンをコントロールするため、ピルを飲むことによって排卵を抑制すると経血が少なくなるので、生理痛を抑える効果があります。

いま、主流となっている低用量ピルは、以前使われていた中用量ピルと異なり、頭痛や吐き気などの副作用は少なくなりました。ただ、長期的に飲み続けると血栓ができやすくなったり、乳ガンになりやすいリスクも指摘されています。

判断は難しいところですが、たしかにピルを服用すると、おなかの痛みがなくなる、生理の周期が規則正しくなるなどのメリットはあります。

あまりに生理痛がひどいのであれば、専門医に相談し、考えてみてもいいかもしれません。

早く快適に生理を終わらせたい女《あなた》へ

おなかを腹巻きやカイロで温めると、生理痛が解消されていきます。加えて、早く快適に生理を終わらせることができます。

生理の期間は1週間くらいが目安ですが、おなかを温めると出血がダラダラと続かず、短期間で終わるというメリットがあります。

人によって生理による出血量は異なりますが、1回の生理の量は、だいたい決まっています。

おなかを温めて血流がよくなると生理のはじめの頃は出血量が多くなるかもしれませんが、だんだん少なくなり、サッと終わるのです。

また、経血の中にレバーのようなかたまりが混じることがありますが、これは、子宮内部の血液がうまく排せつされず、中でとどまって固まってしまっているからです。

生理の2日目など、出血量が増えたときにかたまりが出てくることが多いのは、それほど異常なことではありませんが、この血のかたまりも、おなかを温めることで解決できます。

子宮の入り口が開くようになるので、中で血が固まることなく、サラサラの状態で出てくるようになるからです。

毎月の生理ですから、いつもさわやかに過ごせるようにしたいですね。

婦人科系トラブルから自分を守る方法

忙しい毎日を送る中、さまざまなストレスや不規則な生活リズムも影響して、若い女性の間にも婦人科系のトラブルが増えています。

たとえば、「卵巣のう腫」や「チョコレートのう胞」といった病名です。「チョコレートのう胞」は、子宮の横にある卵巣の中に古い血液がたまり、茶色くチョコレートのように見えることに由来しています。

生理のときに下腹部に強い痛みを引き起こし、ほうっておくと不妊の原因になったり、卵巣ガンのリスクが高まります。

その原因は、まだはっきりわかっていません。

生理の血液が子宮から卵管に逆流して卵巣内に入ったために起こったり、子宮内膜の組織が子宮以外の場所に何らかの原因で付着し、卵巣以外の骨盤の中や、直腸の近く、膀胱あたりにできて、生理のたびに子宮内膜の増殖、はく離をくり返し出血する。出血のたびに強い痛みを覚えるだけでなく、骨盤内に炎症があると癒着《ゆちゃく》が起き、セックスしたときに性交痛を起こし、これは激痛といわれます。

西洋医学では、このチョコレートのう胞の状態によって、女性ホルモンの過剰分泌を抑制してホルモンバランスをとるホルモン療法がすすめられます。

「卵巣のう腫」で、卵巣が腫れてしまっている場合は、腫れが2〜3センチ程度であればそれほど心配ないのですが、5センチ以上まで腫れていたら危険です。卵巣がボールのように大きくなり、ちょっとした運動など何かの刺激でのう腫の根元が捻転《ねんてん》、つまりグルリとねじれてしまうからです。

そうすると卵巣に栄養を運んでいる動脈や静脈などが締めつけられてしまい、卵巣に血液が十分に届かなくなって激痛を覚えます。最悪、卵巣が破裂してしまうこともあります。

こんなときは、すぐに手術が必要になります。

ここまで深刻でなくても、生理のたびに卵巣が出血して痛くなる場合は、先の「チョコレートのう胞」同様にホルモン療法がすすめられます。

漢方医学では、これらチョコレートのう胞や卵巣のう腫は、汚れている血液を捨てようとする体の反応と考えます。血流が悪く血液が汚れているため、出血することで血液を浄化しているのです。

これは、鼻血や歯ぐきからの出血、痔《ぢ》による出血と同じ理屈で、出血する場所が違うだけで、汚れた血液をキレイにしようとしている現象と考えれば同じ原因だといえるのです。

血が滞って汚れた「瘀血」（49ページ参照）の状態であり、そうならないためにも、生理に関係するさまざまな悩みの解決策と同じように、体を温めることが大切です。

腹巻きや入浴、適度な運動でおなかを温めることを心がけ、子宮や卵巣付近の血流を改善していきましょう。

人にいえない「デリケートゾーン」のかゆみ対策

私は学生時代、定期試験の前になるといつも悩まされる症状がありました。

デリケートゾーンにかゆみが起こる、カンジダ膣炎という感染症です。

どうしても試験前は睡眠時間を削って勉強しなければなりません。よく寝ない日が3日くらい続くと発症したのです。

そのとき、**下着の上からおなかのあたりに小さなカイロを貼って温めるとよくなりました。**ただし、「怪しいな」と思ったらすぐにやらないと効果が出にくくなることにも気づきました。

もし発症してしまっても、血行がよければ、市販の塗り薬がよく効いて早く治りますし、再発も防げます。

カンジダはカビです。膣にはもともと常在菌がいて、カビが増えないようになっていますが、湿度の高いときなどに体が冷えて免疫力が落ちるとカビが増え、カンジダ膣炎を発症しやすくなります。

梅雨時や夏になると外陰部がかゆくなり、おりものの量が増えることがあります。

かゆくなると性交で感染したのかと疑いますが、そうではありません。

体が冷えたり、ストレス、抗生物質を長く飲んだあとなど、免疫力が低下しているときに起こりやすい病気なのです。

妊娠中や生理前になりやすいので、女性ホルモンのバランスも関係しているといわれています。

予防法としては、体を冷やさないようにして、十分に睡眠をとる、ストレスをためないようにするなどして、免疫力を上げること。通気性のよくない蒸れる下着をつけないことも予防になります。

女性はどうしてもおへそから下が冷えやすくなっています。

下半身に余分な水がたまっている人は、下半身が水につかっているようなものです。

ウォーキングやスクワットなどの下半身の運動、湯船に必ず入って温まる、腹巻きをするなどを心がけて、下半身の血行をよくすることが再発を防ぐ一番の方法です。

カンジダと間違えられやすいのが、クラミジアによる感染症です。

クラミジアは卵管に炎症を起こして癒着させてしまい、卵子が通らなくなって不妊の原因になります。カンジダよりもクラミジアのほうが、いろいろとリスクは高く、おなかの中まで入ったりします。

クラミジアのほうが恐いので、温めたり、塗り薬を使ってもかゆみが治らないときは、一度、医療機関を受診するといいでしょう。

「おりもの」は体からのサイン

薬局やドラッグストアに行くと、生理用品とともに「おりものシート」が並んでいます。敏感肌用や香りつき、トイレに流せるタイプのものなど、年々その種類が増えているように見えるのも、おりものに悩む人が多いからでしょう。

おりものは、体から「下りるもの」という語源からきています。子宮から出る粘液です。**子宮内部に細菌やウイルスが入ってこないように働き、体を守ってくれている本来は頼もしい存在です。**

おりものの状態は、あなたの体の状態を示しています。

一般的に、排卵前後や生理の前にはおりものの量が増えます。これは、女性ホルモンと関係していて、体の正常な反応です。排卵前後や生理の前、水っぽいおりものやベタベタ粘性の高いものが出るのは体質なので、心配ありません。

ただ、生理ではない時期に血が混じっていたり、臭いが強かったり、酒粕《さけかす》のような白っぽいものが出ているときは要注意です。カンジダ膣炎など膣の炎症や不正出血が疑われるので、一度、医療機関を受診しましょう。

また、おりものの量は、年齢や閉経などでも変わってきます。

女性ホルモンの分泌が盛んな時期は、おりものの量も多くなります。逆に、閉経すると少なくなります。閉経後におりものが増えたとき、粘性が高く透明な、ゼリーのような感じのおりものがたくさん出るときは、卵巣の腫瘍が疑われるので、婦人科を受診することをおすすめします。

おりものが多いときには、おりものシートを使うといいでしょう。市販の使い捨てシートは便利ですが、かぶれやすい人は、通気性のよい布製のものがおすすめです。

おりものが水っぽくて量が多い状態がずっと続くときは、漢方医学では冷えのサインととらえ、体に水がたまっている「水毒」（26ページ参照）と考えます。**体を温め、余分な水分を出すようにすることが大切です**。

便や尿をチェックするように、おりものもチェックしてみてください。

「冷えている女」はセックスレスになりやすい!?

私はラジオで女性の心身の悩みを聞く番組を受け持っているのですが、直接顔を合わせる関係でないこともあって、セックスレスの悩みが多いことに驚きます。じつはこのセックスレスの悩みも、「冷え」とおおいに関係しています。たとえば、女性が性交時に痛みを感じてしまうのも冷えに原因があるのです。

冷え性の女性は、血流が悪くなりがちな下腹部が冷えています。

子宮が冷えてこり固まってしまうと、膣も冷えて固い状態になり、やわらかく動かすことができません。そのために性交痛も起こりやすくなるのです。

また、冷えてしまうと、オーガズムも感じにくくなり、場合によっては不感症にもつながりかねません。

女性がオーガズムに達するとき、子宮やそのまわりの筋肉がリズミカルに動き、拡張していた血管が一気に収縮します。これはふだんから血流がいいことが基本なので、体を温めておくほうがいいのです。

さらに自律神経の側面からいうと、副交感神経が優位のリラックスした状態から行為に及んでオーガズムに達する直前になると、交感神経が優位の状態になります。その幅が大きいほどオーガズムに達しやすいそうです。体が温まっているほうがリラックスの幅が大きいので、オーガズムに達しやすいと考えられます。

こう考えると、幸せなセックスのためにも常に体を温めておくことが大事だとわかります。

ある医学的データによると、セックスをしている人のほうが婦人科系の病気が少ないという報告もあります。

これは、セックスによって子宮に行く血流が増えるため、子宮ガンや子宮筋腫《きんしゅ》など、婦人科系の病気予防にもつながるからでしょう。

さらに、**女性にはうれしいことに、セックスをするとホルモンの分泌も増えるため、肌がキレイになったり、やせやすくなるなど、ますます美しくなれる**ということ。いいセックスは、女性にとって、美容にも健康にもいいのです。

子宮温め&亜鉛で「妊活」もスムーズに

不妊に悩む女性もクリニックにいらっしゃいます。

最近、「就活」や「婚活」に続いて、妊娠のための「妊活」という言葉ができるほど、20代、30代でも、不妊に悩むカップルが増えています。妊活のために休業宣言をするタレントさんもいましたね。

病院で検査を受けても女性側にも男性側にも異常なし、というケースも少なくありません。

こんなときは「冷え」が関係していることがほとんどです。冷えていると、女性の場合、子宮や卵巣の機能が低下して、不妊の原因になりやすいからです。

赤ちゃんを授かる体を手に入れるためには、日頃から子宮や卵巣がある下腹部を温めましょう。おすすめは、つねに腹巻きをして温めておくことです。

また、ウォーキングやスクワットで下半身を動かすと、子宮・卵巣の血流がよくなって温まり、機能も高まります。お風呂でゆっくり温まることも大切です。

食事も、冷たいものや体を冷やす「陰性食品」を避けて、体を温める「陽性食品」を積極的に食べましょう（「陰性食品」「陽性食品」の一覧は204ページ参照）。

そして、**妊活には「ショウガ」がおすすめです**。

体を温める作用はもちろん、セックスミネラルと呼ばれる亜鉛も豊富に含まれています。

ホルモンバランスを整える作用があるので、排卵が促されて、妊娠しやすい体づくりに役立ちます。亜鉛は、シジミやアサリ、カキなどの貝類にも含まれています。

ただ妊活も、頑張りすぎてはダメで、ふっとリラックスしたときに授かったりするのが神秘的なところ。自分を責めたりせず、気持ちをゆったり持って、下半身の運動をしたり、温め生活を心がけてその時を待ちましょう。

もう1つ、耳よりな情報を。

クリニックにいらっしゃった不妊に悩む女性が、朝食をニンジンジュースに変いますが、妊娠しているケースがたくさんあります。院長である父が「ニンジンジュースは妊娠ジュースだ」とダジャレをいうくらいの効果を私も目の当たりにしています。

ニンジンの温め効果はもちろん、ニンジンなどのセリ科の野菜は、子宮・卵巣の血液の流れをよくする働きがあるのでそれも効いているのでしょう。

さらに、1日のうちの1食をジュースに変えることで、全体の食事量が減り、栄養過多にならないこともいいのだと考えます。

日本だけでなく欧米でも、朝昼夜と栄養をしっかり摂っていながら、不妊に悩む人が増えています。

かつて日本でも、戦後の食べ物が乏しい時代に、ベビーブームが起こっていました。

飽食だと、体はその状態に満足してしまい、危機がないので子孫を残そうという気が起こらない。そういう生命の反応があるのではないでしょうか。

妊娠中にこれだけはぜひ——元気な赤ちゃんを産むために

私自身、2人の娘を出産していますが、はじめてのときは、知識でわかっていても、自分の体や心の変化にいろいろとまどったものです。

とはいえ、**「温め生活」をしていたおかげで、多くの方々と比べてみると、かなりスムーズに妊娠も出産もできた**と感じます。

自分自身の体で改めて、温めることの重要性を実感しました。それほど、冷えは女性にとって恐いものなのです。

体が冷えている人は、ひどいときには35℃台と低体温になってしまいます。そうすると、体もこり固まって若くても動きがカチカチになり、しなやかさがなくなります。

下腹部が冷えると、「子宮」も冷えて固まってしまうのです。

子宮は受精卵が着床して、赤ちゃんが育っていく大切な臓器です。そこがこり固まって血流が悪くなると、不妊や流産の原因になりかねません。

ですから、**元気な赤ちゃんのためにこそ、妊娠前も妊娠中も体を温める、子宮のある下腹部を意識的に温めることが大切です**。

お風呂は毎日入り、湯船でしっかりと温めてください。つねに腹巻きをしたり、靴下を履いたり、下半身を冷やさないよう服装にも気をつけます。また、妊娠中でも、体調をみながら、ちょっとしたスクワットやウォーキングなど下半身の運動を行なうようにすると、全身の血流がよくなります。

そのほかに気をつける点としては、**とくに妊娠中はあまり食べすぎないこと**。

かつては、母と子と2人分の栄養を摂らないといけないなどといわれていましたが、いまはそんなことはありません。妊娠初期はそれまで食べている量でちゃんと赤ちゃんも成長しますから大丈夫。

最近は、女性誌やインターネットなどで、妊娠に関するいろいろな情報が出回っていますが、あまり神経質になる必要はありません。シンプルに温めること。これが元気な赤ちゃんを産む一番の安心策なのですから。

「若いのに更年期症状」を改善するヒント

更年期とは閉経を迎える50歳前後の女性の症状だとされてきました。ところが、最近はホルモンの乱れからか、「えっ、その若さで？」というような年齢の人にも同じような症状が増えていて驚きます。

西洋医学では更年期症状の原因をホルモンバランスの崩れと考えているので、ホルモン補充療法がすすめられます。

ただし、ホルモン補充療法は、吐き気や頭痛、むくみ、気分が不安定になるなど副作用があり、子宮ガンや乳ガン、卵巣ガンのリスクが上がります。

漢方医学では、まったく違う考え方でとらえます。

血液が上半身に上がって起こる不調（昇症・128ページ参照）ととらえるので、下半身を動かして、血液を下ろせば、症状は改善されるとされています。

漢方薬で症状を取ることもできますが、私は、その前に**「上がった血液を下ろす下半身を動かす運動」をおすすめしています**。

週2~3回のウォーキングやジョギング、または毎日のスクワットなどで、下半身に筋肉がついてくると、その筋肉の中の毛細血管も増えます。そうすると、筋肉に送られる血液が増え、下半身に血液が集まってくるのです。

さらに、筋肉が発達すると、そのぶん、熱をつくる容量が増えます。下半身の冷えが解消し、痛みや不調の改善にもつながります。

閉経期でないのに更年期のような症状が出るのは、この「下半身の冷え」が原因です。

運動のほかにも積極的に足浴や半身浴などで下半身を温めるのも、アンチエイジングにより効果的でしょう。

更年期症状は、ほとんど感じない軽い人もいれば、日常生活に支障をきたすほどつらい人もいます。クリニックで診ていると、よく動いている人ほど症状が軽いように感じます。いまのうちからウォーキングなどを習慣にしておくと、この先の40代、50代をより楽しく充実させることにつながります。

Column

「血色がいい」のは健康な証拠!?

色白の肌に、ポッと赤いほお。

血色がよく、健康美人をイメージしますが、じつは健康や美容にとって危険なサインです。

顔や手のひらが赤いのは、漢方医学では、「瘀血」（49ページ参照）の状態であると考えられています。

瘀血とは血の循環が悪くて、血が汚れている状態のことです。女性の場合、生理痛や生理不順が起こりやすく、瘀血がずっと続くと子宮筋腫、子宮ガン、卵巣ガンなどを発症しやすくなります。

想像してみましょう。

サラサラ流れている小川の水はキレイですが、せき止めてしまうと汚れたドブ川になります。

それと同じで、血流が悪いとそこにある老廃物をちゃんと処理できず、血液がだんだんドロドロになって、肌が赤くなってくるのです。

男性でも、「酒焼け」などといわれる赤黒いおじさんは、高血圧などさまざまな病気の不安を抱えていることが多いのです。

漢方では、「万病一元血液の汚れから生ず」といわれています。

瘀血はいろいろな病気になりやすい状態なので、いますぐ生活習慣を見直す必要があります。

そのためにも、とにかく体を温めること。それだけで血液がサラサラとした、キレイな健康美人になっていくのですから。

Part 5

気持ちよくキレイになる「温め美人」生活

——〈いい運動、いい入浴、いい睡眠〉のポイント

「下半身トレ」でキュッと締まったボディに！

ダイエットのため、健康のために運動をしたくても、忙しい毎日でなかなか思うようになりません。

だからこそ、運動も効率的にしたいもの。

私がおすすめするのは、やはり下半身の運動です。なぜなら、体の中でもっとも筋肉が多いのは下半身であり、そこを鍛えることが筋肉を増やし、ダイエットや健康に直結するからです。

効率よくラクして下半身を鍛えるには、ウォーキング、スクワット（23ページ参照）、もも上げ運動などがいいでしょう。

毎日できなくても、1日おき、あるいは3日に1回でも効果が上がります。ただし、いつも同じ回数、時間だと、筋肉はあまり増えません。

たとえば、スクワットを毎回20回頑張ったとしても、それは筋肉を維持できるだけ。しかも休むと、筋力が落ちてしまいます。

筋力をつけるためには、ちょっときついくらいの回数を頑張ってみましょう。スクワットを最初は10回から始めるとして、あと3回、あと5回と少しずつ増やしていきます。そうすると、だんだんと筋力がついて、1カ月もすれば、100回くらいまでは、できるようになっていきます。

これで血流はよくなり、**下半身を中心に体全体が温まって代謝がよくなるため、太りにくい体質、病気知らずの体になっていく**のです。

「筋肉をつけると足が太くなるのでは?」と心配する人もいますが、気にすることはありません。

たしかに、筋トレを始めると、筋肉が増え、それが周囲の脂肪と合わさっていったん太くなったように見えます。ですが、続けるうちに、それまでついていた脂肪が燃えて減ると、キュッと引き締まったキレイな足に変わります。

とはいえ、早くやせたいからと、あまり運動をしていない人がいきなりスクワット50回など頑張りすぎると、筋肉痛や疲労で続けられなくなります。

私自身の体験感覚からもわかりますが、運動した効果は2～3日続いて「筋肉がついたな」と実感しますが、そのあと3日くらいすると落ちてきて、1週間後だと、また一から始める感じになります。

これは医学的にも証明されているのですが、週に最低でも2回運動すると、体の筋肉維持ができるようになってきます。できれば、週に2回以上行なうと、運動の効果が持続して得られるでしょう。

ツンとした美しいバストを手に入れる体の動かし方

バストが小さい、もっと張りがほしい、上に上げたい……。

そんな願いがかなう理想的なバストになる方法があります。

バストが下がってくるのは、年齢とともに筋肉が落ちていくからです。バストをツンと上げるには大胸筋《だいきょうきん》を鍛えてあげましょう。

運動が苦手な女性でもできる「バストアップ」におすすめな筋トレがあります。**壁に向かっての腕立て伏せ、「壁腕立て伏せ」**（127ページ参照）です。壁でなくても、身長より低い位置の家具やテーブルに両手をついて、立ったまま腕立て伏せをするだけでOK。**ちょっとしたすきま時間で、効率よく大胸筋を鍛えることができるので、私も毎日しています**。

少しの時間でも、こうして体を動かすと血流がよくなり、体が温まります。体を温めると女性ホルモンの分泌が増えるといううれしい効果もあるので、女性らしい美しいバストにつながっていきます。

ほかに、大胸筋を鍛える方法としては、姿勢を正しくすることも大切です。猫背でいると、それだけでバストが下がります。

もともと筋肉の少ない女性は、パソコンやスマートフォンを見ているときや、ハイヒールをはいて歩いたりしているときは、ほとんどの人が猫背になってしまっています。

グッと背スジを伸ばした姿勢を意識するだけで、自然と大胸筋が鍛えられ、バストがアップします。筋力が弱ってくると、体がグニャグニャとして姿勢が悪くなり、バストが下がってしまうのです。

猫背という姿勢の悪化は筋力の低下を招き、悪循環になっていきます。

美しい立ち姿で、美しいバストをつくりましょう。

「美しい姿勢」は背中の筋肉がつくる

背筋がピンとしている女性はキレイに、しかもスマートに見えます。
とはいえ、重いカバンを持ったり、ハイヒールをはいて出かけたり、長い時間パソコンに向かっていたりすると、ついつい姿勢が悪くなりがちです。
ふと鏡に写った自分の猫背にびっくりしますが、これは背中の筋肉の低下も原因の1つです。人間は背筋より腹筋が強くなっているために、もともと猫背になりやすいのです。筋肉の少ない女性はなおさらです。

背筋を伸ばしてピシッとするだけで、ふだん使っていない背筋を鍛えることになり、後ろ姿も引き締まって美しく見える、と一石二鳥です。

この背中の筋肉を鍛えるためにおすすめしているのが、前の項目でもご紹介した、「壁腕立て伏せ」（127ページ参照）です。

1日30回くらいずつできたらベストです。続けて30回が厳しいようなら、10回を1セットとして、仕事や家事の合間の時間をうまく使ってみるといいでしょう。最初は壁に近づいて立って行ない、慣れてきたら体を壁から離して行なうようにすると、さらに効率よく筋肉をつけることができます。

私も毎日、せっせとこの「壁腕立て伏せ」をやっています。続けていると、背筋と大胸筋が鍛えられます。そうすると、意識しなくても背筋が伸びたキレイな姿勢を保つことができるようになります。

「背筋を伸ばす」ことと、もう1つ、姿勢を美しくする簡単なコツがあります。それは、**立ったときに左右の肩甲骨《けんこうこつ》を背中でくっつけるように意識して胸を開くこと。**これを意識すると、自然と姿勢がよくなるだけでなく、腹筋、背筋が鍛えられます。

たっぷりいい汗をかける「3・3・3入浴法」

夏の暑いときならまだしも、何かとやることがたくさんある女性たちは、入浴もシャワーですませてしまいがち。

これは、せっかくもっと美しく、健康になるチャンスを逃してしまうもったいない考え方です。

これまでもお話ししたように、漢方医学では、「冷え」と「水」が大敵です。ですから、**全身が温まり、汗で余計な体内の水分を排せつできるお風呂は、もっとも手軽で効果的な美容法・健康法**といえるからです。

1日1回、「冷え取り」「水抜き」ができるかできないかとでは大違い。毎日、湯船につかるようにしたいものです。

では、どのような入浴をすれば、より美容健康効果が高くなるのでしょうか。

お湯はぬるめ、38℃くらいがいいと聞いたことがあるでしょう。たしかに、ぬるめのお湯のほうがリラックス効果は高く、ゆっくりつかることができますが、冷え性の人は寒いと感じてしまいます。

お風呂の温度は、少し汗が出てくるくらいが自分に合っている証拠。体が温まっているかどうかは、汗がジワッと出てくるかどうかで判断できるからです。それくらいの温度が効果的なのです。

また、長めに半身浴をすると大量の汗をかけるのでいいといわれることもありますが、**時間のないときでもしっかり汗をかきたいなら、「3・3・3入浴法」**という方法がおすすめです。

熱めのお湯に全身で3分ほど入り、湯船から出て3分で体を洗い、また3分お湯に入るという入浴法です。こうやると約10分で想像以上にたくさんの汗が出ます。最後にシャワーで汗を洗い流しましょう。

また、少し熱めの42～43℃の湯に全身で10～15分入ると、かなり汗が出るので、これもおすすめです。

手軽で驚きの保温効果！「ショウガ風呂」

冬の寒い時期はもちろん、夏でもクーラーなどで体が冷えているので、1年中入浴は重要になります。

入浴の温め効果をより高めるには、お湯に塩やショウガを入れるのがおすすめです。

ひと握りかふた握りの自然塩を入れる塩風呂は、皮ふの表面に皮膜《ひまく》ができて、保温効果が高まるといわれています。

ショウガ風呂はショウガの温め成分が皮ふから体内に取り込まれ、皮ふの下にある毛細血管の血流がよくなり、入浴後もポカポカと温かい状態が続きます。

ショウガ風呂は、ひねショウガ（一般に野菜売り場で売られている茶色のショウガ）を1個使います。スライスしてそのまま湯船に入れてもいいですし、すり下ろしたものをガーゼなどの袋に入れて湯の中に浮かせてもいいでしょう。

このとき、ショウガはよく洗って、皮ごと全部使ってください。皮に多くある辛み成分のジンゲロールやショウガオールが温め効果をもたらすからです。

くるぶしから下だけをお湯を張った、たらいなどにつける足浴のときには、親指の先くらいの大きさでいいでしょう。

ショウガ風呂は入浴後にシャワーを浴びて、湯を洗い流したほうがいいのですが、塩風呂のときはそのまま流さなくてOKです。

静岡県の伊東に住んでいた頃、近くにある網代《あじろ》の温泉宿に友人と泊まったことがありました。海のそばの宿で、お風呂は海水を温めたものでした。そのお風呂に入ったあとはすごく温まって、塩風呂は本当に温まると実感したことを覚えています。

ただ、追い焚き機能のある湯船は、塩を入れるとサビの原因となるのであまりおすすめできません。ショウガは大丈夫です。

ほかにも、**夏の暑い時期には、ミントの葉をガーゼなどの袋に入れて浮かせる**と、スーッとした清涼感が出ておすすめです。お風呂上がりも、なんとなくさっぱりしているような気分になります。

冬はユズを半分に切って入れると香りが楽しめます。冬至《とうじ》（12月下旬）にはユズ湯に入りますが、これも先人たちがユズの保温・保湿効果や香りによるリラックス効果を体感していたからなのでしょう。

また、**市販の入浴剤では、炭酸に末梢《まつしよう》血管の血流をよくする作用があるので、炭酸入りのものがおすすめです。**

週に2回は「ちょっと熱めのお風呂」に

先ほど、お風呂は少し熱めの42〜43℃のお湯に入ると汗がよく出るのでおすすめ、とお話ししました。

この「少し熱めのお湯への入浴」には、汗をかくことの美容・健康効果だけでなく、もう1つ医学的に注目される現象があります。

ちょっと難しくなりますが、「ヒートショックプロテイン」を活発に生成するという現象です。

ヒートショックプロテインとは、体に熱ストレスがかかると全身の細胞から出てくるタンパク質。発熱や紫外線、筋トレなどでも出てきます。

このヒートショックプロテインは、健康だけでなく、美容やアンチエイジング効果が高いとして、いま注目されています。

週に2回、いつもより熱いお風呂に入るようにすると、ヒートショックプロテインによって免疫力が上がり、日々のストレスにも対抗できるようになります。活性酸素を除去してくれるので、体内の老化予防にもなります。

また、脳の中でβ《ベータ》エンドルフィンという気分がよくなる神経伝達物質が出てくるので、精神的にもよい効果が期待できます。

簡単にこのヒートショックプロテインを出すには、このちょっと熱めのお風呂のほか、サウナや岩盤浴などもいいでしょう。

お風呂上がりが「美肌キープ」の勝負どき

気持ちよくお風呂でゆっくりくつろいだあとは、素顔でもいけるかも（!?）と思えるくらい、お肌はうっすらピンク色になりキレイになります。

この入浴の美容健康効果をもっと高めるには、入浴が終わったあとが勝負です。

入浴後しばらくは汗が出ますが、これは、上がった体温を汗を出すことで冷ましている状態。この間は汗がおさまるまで涼しい格好ですごし、タオルで汗をよく拭き取りましょう。

汗がおさまったあとには、**下着や腹巻きをつけてパジャマに着替えるなど、せっかく上げた体内の熱が逃げてしまわないよう、しっかり保温することがポイント**です。

よくお風呂を出るときに、冷たいシャワーを浴びるといいといわれますが、これは、温まった体の汗腺から熱が逃げていってしまうのを防ぐため。冷たいシャワーで汗腺をギュッと締めて、体内に熱を閉じ込めているのです。

せっかく温まった体が冷えると思うかもしれませんが、やってみると実際には体が温まります。

冷え性の人など、冷水を体にかけるのに抵抗があるときは、ひざから下だけに、シャワーで冷たい水をかけるだけでも効果があるでしょう。

足先の冷えを治す「発熱ボディ」の秘密

夜ベッドに入っても、真冬でもないのに1年中足先が冷たくて眠れないと訴える女性がいます。

手足が温かい状態で眠りに入ると、スーッと熟睡できるといわれています。基本的に、手足の血流がよくなって表面が温かくなると、体の中の体温は少し下がります。そのときに自然と眠りに入ることができるのです。

そのためには寝る前に、お風呂でしっかり温まったり、湯冷めしないように温かい服装をしておくなど、外から体を温めるのもいいのですが、一番大切なのは体の内側にある筋肉です。体温の4割くらいは筋肉でつくられているからです。

適度な筋肉をつけて、「発熱ボディ」を手に入れましょう。

筋肉がつけば体温が上がり、血流のいい体になります。そうなれば、足先が冷

たくて眠れないということもなくなります。

一番健康的な状態は、コタツに入っている、あのポカポカした感じです。足が温かくて、頭が涼しいという状態が理想的です。

何も特別なトレーニングは必要ありません。ウォーキング、ジョギング、スクワット（23ページ参照）、もも上げ運動など、日常生活でできるちょっとした方法で、下半身を中心にいまより少し筋肉をつけるように意識しましょう。

熟睡しやすい入浴のタイミングとしておすすめなのは、寝る30分〜1時間前に上がれるようにお風呂に入ることです。

お風呂上がりにも、内側が起毛になっているスリッパや厚手の靴下を履くなど、足を冷やさないようにしましょう。

また、足浴をしたり、湯たんぽを布団に入れたりして集中的に足を温めると、スッと眠りやすくなります。

ふくらはぎを温めるのも足全体の血流がよくなって効果的なので、ゆったりしたスパッツやレッグウォーマーをつけたりするといいでしょう。

その「手足のほてり」は体の老化のサイン!?

先に、「足が冷えて眠れない」という悩み対策を考えましたが、逆に足が熱くて眠れないという人もいます。

これは漢方医学では、「腎虚《じんきょ》」（70ページ参照）と呼ばれる、足腰が弱ってきている老化サインです。驚くことに、クリニックで診察していると、20代、30代の若い女性の中にもこの症状が出てくるようになりました。

手足のほてりは、典型的な症状なのですが、ほかにも、足腰に痛みやしびれがある、むくみ、足がつる、尿に勢いがない、尿が近い、回数が多い、夜中に何回もトイレに行くなど、さまざまな症状があります。

足腰が弱るために、筋肉が落ちて血行が悪くなっているのです。

そうすると、体温が下がるため、体の中心が冷え、熱は冷えたところから逃げようとして体の表面に出てきます。それが手足のほてりとして表われます。

このような場合、**全身の体温を上げる必要があります。そのためにはやはり筋肉を増やすこと。**

これまでもご紹介したスクワットやもも上げ運動のような、日常でできる簡単な方法でいいので、少しずつ心がけてください。筋肉によって体の中心の温度が上がると、手足のほてりがおさまります。

食事では、ヤマイモ、ゴボウ、ニンジン、玉ネギなどの根菜類を積極的に摂りましょう。

漢方医学には、体の悪い部分に似たものを食べて不調を改善する「相似《そうじ》の理論」という考え方があります。人間を植物にたとえると、おへそから下は根に当たります。腎虚は根が弱っている状態なので、「根のものを食べましょう」となるのです。

ヤマイモやゴボウは硬い土の中を真っ直ぐに伸びるので、下半身を強くする作用が大きいといわれています。

全身の血流もよくなるので、美容と健康にはおすすめです。

「ベッドに入ると足がムズムズ」の解消法

夜、寝ようとベッドに入ると足がムズムズ……。

これは「ムズムズ脚症候群」といわれ、西洋医学では原因不明とされています。病院に行くと、一種の奇病扱いとされてしまうことも多く、血流をよくする薬や、精神を落ちつかせる精神安定剤を出されます。眠れないときには睡眠薬が処方されることもあります。ところが、薬を飲んでもなかなか症状は治りません。

漢方医学からすると答えは簡単で、足先が冷えていることが原因です。

たとえば、こんな経験をしたことはありませんか。冬に外出先から帰って手足が冷たい状態でお風呂に入ると、急に温まってジンジンする……。それと同じで、冷えていた足の血流が温かいベッドの中で急によくなって起こるのです。

現代人は歩く機会が減ってしまったため、足腰が弱って筋肉量が少なくなっています。そのため、どうしても下半身が冷えた状態になりやすいのです。

自分が冷えていることに気づかず、さて寝ようとベッドに入り、足が温まってくるとムズムズしてきます。ムズムズすると足を動かさずにはいられなくなりますが、これは血流をよくしようとする体の反応です。


ムズムズ脚症候群が出て困るときには、ベッドに入る前に足浴を行なって足の血流をよくしておくと症状がおさまります。


たらいなどに熱めのお湯を入れて、くるぶしから下を15分ほどつけておくやり方です。お湯に自然塩を入れると温め効果がアップして（179ページ参照）、ムズムズの解消により役立ちます。保温効果を高めるために洗い流さず、そのままタオルで拭くだけにしましょう。

このように、西洋医学で原因不明、奇病などとされている病気の中には、じつは冷えや血行不良が原因というものがたくさんあります。

こうした不調を予防・改善するためにも、日頃から下半身を温め、運動などで血流をよくすることが大切なのです。

眠っている間に美しく――ポイントは〝手足の血流〟と〝体温〟

「美人は寝ている間につくられる」

そういっても過言ではないほど、質のよい睡眠は、肌のためにも健康のためにも不可欠です。

ここでは「美しくなる睡眠」について、これまでご紹介したことも含めて大切なポイントをまとめておきましょう。

一般的に、手足の血流がよくなり、体の中心の温度が下がったときにストンと睡眠に入り、熟睡することができるとされています。

冷え性の人は、手足が冷たく、手足の血流が悪いので、体の中心が冷えてしまっています。寝つきが悪いのは、もともと体温が低いのでそれ以上体温を下げられないため。寒さで「これ以上寝ては危ない」と脳が判断するのです。

朝方の3時から5時は1日の中で一番気温も体温も低くなるタイミングで、冷え性の人がこの時間に目が覚めてしまいがちなのも、同じ理由です。朝方に目が覚めて、なかなか寝つけず、6時くらいになって気温や体温が少し上がってきたときに再び寝ることができるのです。

こんな冷えが原因の睡眠不足の人は、ベッドに入る前に、しっかりと体を温めるようにしましょう。

たとえば、**ゆっくりお風呂に入ったり、足浴をしたり、湯たんぽを布団の中に入れて温めたり、また、腹巻きをしたりする**のもおすすめです。

お風呂は寝る1時間から30分くらい前に上がるように入るのがベスト。足浴なら寝る直前で大丈夫です。お湯に塩やショウガを入れると、温め効果が高まってより効果的です。

冷え性の人は、腹巻きの上にカイロを貼るといいでしょう。低温やけどにならないよう、厚手の腹巻きの上からカイロを貼るようにしてください。私も冬は貼って寝ています。

また、足首を温めるように長くゆるめの靴下をはいたり、首を冷やさないよう、ネックウォーマーをしたり（寝ているとき首がしまらないようにしましょう）、ショールを首元にかけるだけで温かさがずいぶん違います。

ほかにも、冷え性の人だけでなく、ストレスで過緊張に陥っている人や真面目で頑張りすぎてしまう人は、夜中に目が覚めてしまうことが多いように感じます。**寝る前は交感神経を刺激しないようにリラックスを心がけ、照明は暗めにして、パソコンやスマートフォンなども見ないようにして、ゆっくりする時間をつくりましょう。**

寝る寸前まで頭を使っていると、落ち着いて眠れません。

ぐっすり眠るだけで美人度を上げることができるのですから、自分に合う方法をいろいろと探さなければ損ですね。

健康美人は「いびき」をかかない

「夕べのいびき、すごかったね」

こんなことをいわれたら、気になって友だちと旅行にも行けません。

ショックな事実を申し上げると、スリムな健康美人はいびきをかきません。

ただし、いびきは治るので大丈夫です。

いびきは寝ている間に空気の通り道、気道が狭くなるために起こります。狭くなる原因は、鼻の形や加齢とともに首のまわりの筋肉や舌がゆるんでしまうなどいくつかあります。

ほかに、**太っている人やむくんでいる人も、いびきをかきやすくなります。**太っていると首のまわりの脂肪が多くなり、その脂肪が気道を圧迫していびきにつながるのです。

漢方医学では、体に水がたまりやすい人はむくみやすく、気道が圧迫されるので、いびきもかきやすいとされています。あと、お酒をたくさん飲んだあとは咽《いん》頭《とう》の粘膜がむくみ、同じようにいびきをかきやすくなります。

むくみやすい人は、夜は水分を摂りすぎないようにすることが大事です。これだけで粘膜のむくみが改善され、いびき予防になります。

加齢によるいびき予防には、舌の運動がおすすめです。

口を大きく開けて舌を前に出し、上下に動かしたり、左右に出したりする運動です。1回20秒ほど、お風呂に入ったときなど1日に3～4セットやればいいでしょう。**舌も筋肉の一つであり、ここを運動で鍛えると、眠っても舌が奥まで落ち込まなくなり、いびきの改善につながります。**

ふだん使わない顔の筋肉を動かすので、**うれしいことに小顔効果もあります。**

また、最近は、薬局やドラッグストアで、いびき対策用に、鼻に貼って気道を広げるシールなども市販されています。

見た目にちょっと恥ずかしいかもしれませんが、即効性があります。いびきに悩まされているのであれば、試してみてはいかがでしょうか。

〝色白ぽっちゃりさん〟ほど寝汗をかきやすい？

〝コップに満杯の水〟が入っているところを想像してみてください。

少し揺らすとこぼれてしまいます。「寝汗」をかく人は、それと同じようなことが体内で起きています。

これまでお話ししたように、体から出てくる汗や尿、便などはみんなどんどん出したほうがいいのですが、夜中の3〜5時頃、外の気温も体温も一番低いときにかく寝汗はあまりいいものではありません。

熱い体を冷やすために出てくる汗ではなく、体に余分な水がたまって冷えているために、水を捨てて体を温めようとする反応だからです。

たとえば、冷えて風邪を引いたときにくしゃみや鼻水が出ますし、おなかが冷えたときには下痢になります。

これらは、冷えて体にたまった余分な水を捨てる反応です。同じように、寝ているときに体が冷えて水分が出る反応が寝汗です。

「冷却水」という言葉がありますが、余分な水がたまっている人は、ずっと濡れた水着を着ているのと同じ状態です。

つまり、水によって体が冷やされているのです。それは冷えの汗と考えていいでしょう。

そういう場合には、**寝汗をかいたからといって水分補給していると、さらに体に余分な水がたまります。こういう人は朝、起きたときの1杯の水は飲まないほうがいいのです。**

ただし、電気毛布を使ったりコタツで寝てしまったりして、大量に汗をかいたときは、水分を補給してください。

よく、水分をたくさん摂らないと血液がドロドロになってしまう、と心配する人がいますが、そんなことはありません。

お話ししたように、水をたくさん飲んだからといって、血液がサラサラになるわけではなく、血液中の水分量は一定に保たれています。

たくさん摂った水分は、尿として出ていくだけです。

体内に余分な水がたまる人は、水の排せつがうまくできていないので、水を摂れば摂るほど体内にたまり、さらに体を冷やしていくことになってしまいます。

色白でポッチャリしている人は冷え性のことが多いので、冷えからくる寝汗の場合がほとんどです。

自分は「悪い寝汗」をかいていないかチェックしてみましょう。

足が細すぎると「のぼせ」やすくなる

頭がカッカとしたり、顔が赤らんだり、ほてったりする「のぼせ」に悩む人がたくさんいます。更年期にはホットフラッシュと呼ばれる「のぼせ」が起こりやすくなりますが、最近は更年期でない20代、30代でも増えています。

「のぼせ」は、西洋医学的にはホルモンのバランスの崩れやストレス、不規則な生活が原因とされています。

漢方医学的には、下半身の血液が少なく、上半身に血液が上がって出る症状「昇症」（128ページ参照）と呼ばれています。

人間はコタツに入っているときのような、〝頭寒足熱〟の状態が健康に一番いいのです。その逆になっているのが、のぼせであり、〝頭熱足寒〟の状態です。

これは、下半身の冷えが原因で起こります。

足が細い人ほど、のぼせやすいという事実があります。

筋肉がつくと足が太くなるからイヤと運動を避ける人がいますが、これはあまりよくありません。のぼせやすくなるのはもちろん、血流が悪くなり、下半身が冷えてしまうからです。

「のぼせ」を改善するには、上半身に上がった血液を下げなければなりません。下半身を温めて下半身にも血液が流れるようにする必要があります。

この下半身を温める手軽な運動がウォーキングです。10～15分くらいから始めて、調子がいいようなら20分、30分と時間を長くしていきます。急に頑張ると筋肉痛になってしまうので、少しずつ楽しみながら続けましょう。

もう1つ、やはり腹巻きをしたり、腹巻きや下着の上から下腹部にカイロを貼ったりするのもおすすめです。休みの日などは、厚手のコットンの下着にすると、肌にやさしいうえに、カイロの熱さから肌を守ることにもなりおすすめです。

貼るタイプのカイロを使えば、簡単かつスピーディーに下半身を温めることができるので、自宅やオフィスに常備しておくと便利ですね。

〝かくれ冷え〟で内臓に負担をかけてませんか

女性に多い冷え性。

自覚症状があれば体を冷やさないよう気をつけるものですが、困ったことに、自分では暑がりだと思っている人の中にも、「かくれ冷え性」がいます。

見かけの体温にだまされているケースが多いのです。

「私の平熱は36・5度あるから大丈夫」

という人も、足が冷えているのであれば、それは本当の体温ではありません。下半身が冷えているために上半身に血が上がってしまっているだけです。

体温は、ほとんどがワキの下で測るので、このタイプの人は体温が高めに出ます。「のぼせ」の状態といえるでしょう。

前にお話ししたように、手足がほてって眠れないという方もよくいます（188ページ参照）。これは体の中心が冷えているサインで、本来、体の中にあるべき熱が体の表面に逃げてきているのです。

凍死するときは、体の中心が冷えて低体温になり、亡くなります。ところが、亡くなる直前は表面にすべての熱が逃げて、すごく熱く感じるそうです。熱くてどうしようもなくなり、寒さの中で服を脱いで亡くなっている場合もあるのです。

このように、体内の冷えは自分ではわからないのが恐いところ。

体の中心が冷えると、内臓が冷えてしまいます。そうすると、内臓に送られる血流が悪くなって、内臓の不調が起こりやすくなります。さらに免疫力が低下してしまうので、いろいろな病気にかかりやすくなってしまいます。

本当に健康な人は、体の中も外も温かくポカポカしています。手足が冷たくて眠れない、逆に手足がほてって困る、ちょっとしたことで汗をかくなどは、下半身が冷えていたり、内臓が冷えているサインです。

温かい服装をして体の外から温めるのはもちろん、体を温める食べ物を摂ったり、下半身を動かして血流をよくして、体の中からも「温め美人」になっていきましょう。

Column

体を「温める食べ物（陽性食品）」「冷やす食べ物（陰性食品）」一覧

「陽性食品」	「陰性食品」
チーズ	牛乳・バター
玄米・黒パン・そば	白米・白パン・うどん
根菜（タマネギ、ニンジンなど）	葉菜、キュウリ、トマト
赤身の肉・魚介類	脂身の肉・白身の魚
リンゴ・サクランボ・ブドウ	バナナ・ミカン・パイナップル
納豆・小豆・黒豆	大豆・豆乳・豆腐
紅茶・ココア・ウーロン茶	緑茶・コーヒー
赤ワイン・黒ビール・日本酒	白ワイン・ビール・ウィスキー
塩・味噌・醤油	酢・マヨネーズ
黒ゴマ	白ゴマ
黒砂糖	白砂糖
和菓子	洋菓子

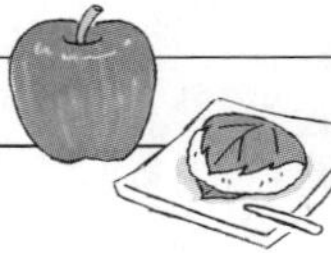

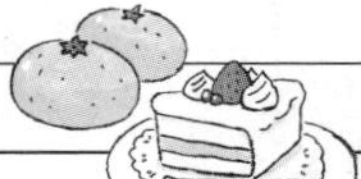

体の中からキレイになる
「温め美人」生活5カ条

1　体を温める食べ物（陽性食品）を摂る

2　水分を摂りすぎて体を冷やさない

3　ちょこっと運動で下半身を鍛えて血流UP

4　1日の終わりにお風呂でしっかり温まる

5　1年中「腹巻き」をして内臓を温める

本書は、エフエム西東京「石原新菜の温め美人レディースクリニック」をもとに構成したものです。

1週間《いっしゅうかん》で体《からだ》が変《か》わる「温《あたた》め美人《びじん》」生活《せいかつ》

著者　石原新菜（いしはら・にいな）
発行者　押鐘太陽
発行所　株式会社三笠書房
〒102-0072 東京都千代田区飯田橋3-3-1
電話　03-5226-5734（営業部）03-5226-5731（編集部）
http://www.mikasashobo.co.jp
印刷　誠宏印刷
製本　ナショナル製本

 ISBN978-4-8379-6739-2 C0130

王様文庫

王様文庫

「足もみ」で心も体も超健康になる！

田辺智美

ぐんぐん毒出し、みるみる元気！　イタ気持ちいいが最高に効く！　長生きやダイエットのほか、アトピー、高血圧、糖尿病などの気になる数値の改善にも。手のひらで、「第2の心臓」でもある、ふくらはぎ・足裏をもめば、全身にものすごいエネルギーが満ちあふれます。

読むだけでねこ背が治って心も体も強くなる！

小池義孝

Ａｍａｚｏｎ家庭医学・健康部門1位！　本当に一瞬で変わると大反響！　時間もお金もトレーニングも不要、自分でカンタンにできる骨格矯正。しかも「体力アップ」「美容にいい」「肩こり・腰痛解消」「歩くのが速くラクになる」など、いいことドッサリ。一生得する知識です。

腹を凹ます体幹力トレーニング

木場克己

「きつくない」のに確実に凹む！　1日5分で今ある脂肪を燃やし、基礎代謝ＵＰ。お金も時間も道具も不要で、自宅でみるみる「魅力的な自分」に変身できる。運動が苦手な人でも、メタボでも、誰でもできる超かんたん「コア・トレ」。トップアスリートが実践するメニューも！

K30325